W0255879

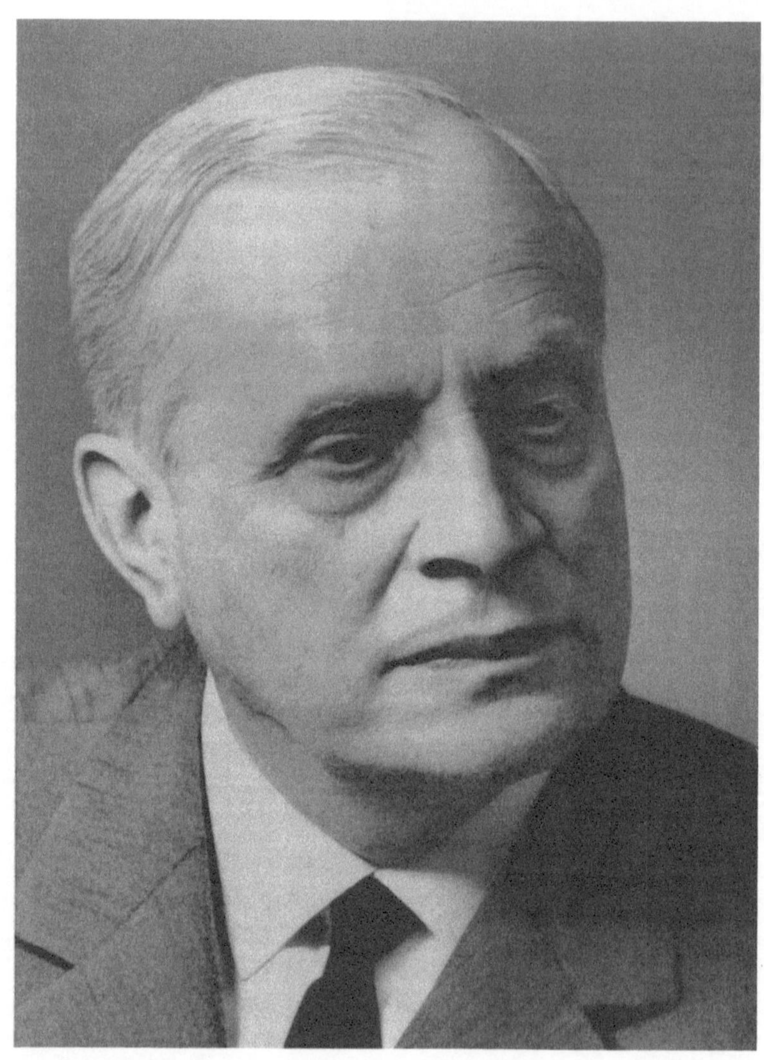

Nevanlinna-Festband

Festband zum 70. Geburtstag von Rolf Nevanlinna

Vorträge, gehalten anläßlich
des Zweiten Rolf Nevanlinna-Kolloquiums
in Zürich vom 4.—6. November 1965

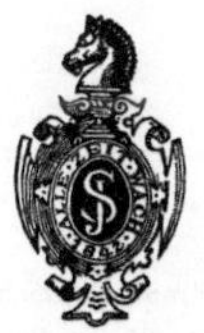

Springer-Verlag

Berlin Heidelberg New York 1966

Herausgegeben von
H. P. KÜNZI
Rechenzentrum der Universität Zürich

A. PFLUGER
Eidgenössische Technische Hochschule Zürich
Mathematisches Seminar

© by Springer-Verlag Berlin · Heidelberg 1966
Softcover reprint of the hardcover 1st edition 1966
Library of Congress Catalog Card Number 66-28435
ISBN -13:978-3-642-86700-2   e-ISBN-13:978-3-642-86699-9
DOI:10.1007/978-3-642-86699-9

Titel-Nr. 1381

Inhalt

Inhalt

Rolf Nevanlinna zum 70. Geburtstag

H. P. Künzi und I. S. Louhivaara*

Professor Dr. Rolf Herman Nevanlinna, Mitglied der Akademie Finnlands, Kanzler der Universität Turku und Honorarprofessor der Universität Zürich, wurde am 22. Oktober 1895 in Joensuu (Finnland) geboren.

Der Vater von Rolf Nevanlinna, Otto Wilhelm Nevanlinna (1867—1927), war Oberlehrer der Mathematik an dem Normalgymnasium in Helsinki. Die aus Deutschland stammende Mutter Rolf Nevanlinnas, Margarete Romberg, war Tochter von Herman Romberg, der als Observator an der Sternwarte Pulkowa wirkte. Der Vater von Otto Nevanlinna, Generalmajor Edvard Engelbert Neovius (1823—1888) lehrte Mathematik an der finnischen Kadettenschule. Die älteren Brüder Otto Nevanlinnas waren Mathematiker: Lars Theodor Neovius-Nevanlinna (1850—1916) war Oberinspektor bei der Direktion des finnischen Schulwesens und wurde berühmt als Verfasser der „Nevanlinnaschen" Schulbücher der Mathematik, Edvard Rudolf Neovius (1851—1917) war in den Jahren 1883—1900 ord. Professor der Mathematik an der Universität Helsinki und später Senator. Auch die Brüder von Edvard Engelbert Neovius, Dozent Wilhelm Engelbert Neovius (1823—1872), der den Lehrstuhl für Mathematik an der Universität Helsinki in den Jahren 1856—1857 verwaltete, und Generalleutnant Frithiof Alfred Neovius (1830—1895) wiesen hervorragende mathematische Begabungen auf. In der weiteren Verwandtschaft Rolf Nevanlinnas trifft man noch mehrere bedeutende Mathematiker. Unter diesen verdienen besondere Erwähnung ein Vetter mütterlicherseits von Otto Nevanlinna, Ernst Leonard Lindelöf (1870—1946), der ord. Professor der Mathematik an der Universität Helsinki und Begründer der finnischen funktionentheoretischen Schule war, und sein Vater, Lorentz Leonard Lindelöf (1827—1908), der auch Ordinarius der Mathematik an der Universität Helsinki war. Der ältere Bruder Rolf Nevanlinnas, Frithiof Nevanlinna, ist ord. Professor der Mathematik an der Universität Helsinki. Auf Grund des obigen kann wohl gesagt werden, daß der Jubilar unter einem glücklichen mathematischen Stern geboren wurde.

---

* Die Verfasser sind den Herren Professoren Gustaf Järnefelt, Olli Lehto, Kurt Strebel und Erik Tawaststjerna für zahlreiche Angaben zu Dank verpflichtet.

Im Jahre 1903 zog die Familie Otto Nevanlinnas von Joensuu nach Helsinki, wo Rolf 1905 in das Normalgymnasium eintrat und acht Jahre später die Maturitätsprüfung erfolgreich ablegte. Die Begeisterung und die außergewöhnliche Begabung für die Mathematik, die sich bei ihm erkennen ließen, wiesen dem jungen Studenten den Weg zum Studium der Mathematik, Physik, Astronomie und Chemie an der Universität Helsinki. In seinem hervorragenden Lehrer, Professor Ernst Lindelöf fand Rolf Nevanlinna einen Wegbereiter und ein Vorbild wohl für sein ganzes Leben. Aber auch die beiden Mathematikprofessoren J. W. Lindeberg und S. Johansson, sowie der Astronom, Professor K. F. Sundman vermochten weitgehend an seiner wissenschaftlichen Entwicklung mitzuwirken.

Im Jahre 1917 wurde Rolf Nevanlinna Magister der Philosophie, wodurch ihm der Weg zur wissenschaftlichen Forschung geöffnet wurde. Getreu der Tradition von Ernst Lindelöf wandte sich der junge Mathematiker der Funktionentheorie zu und promovierte 1919 mit der Abhandlung „Über beschränkte Funktionen die in gegebenen Punkten vorgeschriebene Werte annehmen" zum Doktor der Philosophie.

Im Jahre 1922 habilitierte sich Nevanlinna zum Dozenten der Mathematik an der Universität Helsinki. In diesen Jahren entwickelte er in seinen funktionentheoretischen Untersuchungen eine seltene „analytische Kraft". Rolf Nevanlinna richtete bald seinen Blick auf die französische funktionentheoretische Schule von Picard, Borel, Hadamard und Valiron. Die neuen Ideen, die er zum Teil in Zusammenarbeit mit seinem Bruder Frithiof Nevanlinna entwickelte, legten den Grundstein zu einer umfassenden und genialen Theorie der Wertverteilung der meromorphen Funktionen. Diese Theorie konzentrierte sich in den beiden wichtigen Sätzen, die man heute als Nevanlinnasche Hauptsätze kennt. Mit diesen bedeutenden Impulsen erhielt die Funktionentheorie, die man damals schon gerne zu den klassischen Kapiteln der Mathematik zählte, einen ungeahnten Auftrieb.

Dank der hervorragenden Leistungen erhielt der erst 31jährige Dozent 1926 das neuerrichtete zweite Ordinariat an seiner heimatlichen Universität in Helsinki.

Zwei Jahre früher hatte Nevanlinna einige Monate in Göttingen im Kreise der führenden deutschen Mathematiker gearbeitet. Als sein Aufenthalt in Paris durch ein Rockefellerstipendium in den Jahren 1926 und 1929 ermöglicht wurde, lernte er die für ihn so wichtige französische Schule auch persönlich kennen.

Ein zusammenfassender Bericht über seine bisherige Forschung erschien im Jahre 1929 in Paris unter dem Titel „Le théorème de Picard-Borel et la théorie des fonctions méromorphes".

Immer weitere Kreise interessierten sich für die Forschung NEVAN-LINNAS. Im Wintersemester 1928—1929 lud man ihn als Gastdozent an die Eidgenössische Technische Hochschule nach Zürich ein und wollte ihn zum Nachfolger von HERMANN WEYL an diese Hochschule berufen. Um aber weiter seiner finnischen Universität zu dienen, lehnte er diesen höchst ehrenvollen Ruf ab und zugleich auch einen an die Stanford University in den Vereinigten Staaten.

Im Jahre 1936 veröffentlichte ROLF NEVANLINNA in Berlin seine zweite große Monographie „Eindeutige analytische Funktionen", die noch heute als das fundamentale Werk der neuen Funktionentheorie betrachtet wird. Neben potentialtheoretischen Untersuchungen, die weitgehend mit den Mitteln der Theorie des harmonischen Maßes behandelt wurden, entwickelte NEVANLINNA in diesem Werk nochmals seine Theorie der meromorphen Funktionen, um sich anschließend mit der Theorie der Überlagerungsflächen auseinanderzusetzen. Im Jahre 1953 erschien die zweite, verbesserte Auflage von diesem Buch.

Neben diesen hervorragenden wissenschaftlichen Arbeiten dürfen auch seine administrativen Verdienste erwähnt werden. In den Jahren 1933 bis 1936 und 1938—1939 stand NEVANLINNA als Dekan der Mathematisch-naturwissenschaftlichen Abteilung der Philosophischen Fakultät der Universität Helsinki vor, und in den Jahren 1941—1945 war er Rektor dieser Universität.

Während des Krieges 1939—1940 arbeitete der Mathematikprofessor als wissenschaftlicher Experte der Artillerie und reorganisierte als solcher die Schießtafeln der finnischen Wehrmacht nach einem neuen Verfahren, in welchem die ballistischen Gleichungen in rechtwinkligen Koordinaten dargestellt werden, unter Berücksichtigung der Erdkrümmung, aber unter Vernachlässigung des Einflusses der Erddrehung.

Im Jahre 1946 nahm ROLF NEVANLINNA einen Ruf der Universität Zürich an und wurde dadurch Nachfolger seines berühmten Schülers, Professor LARS AHLFORS, der nach kurzer Lehrtätitgkeit in Zürich nach Harvard übersiedelte. Zusammen mit den Professoren R. FUETER, P. FINSLER und B. L. VAN DER WAERDEN entfaltete er hier eine sehr fruchtbare Lehr- und Forschertätigkeit.

NEVANLINNAS wissenschaftliche Tätigkeit wandte sich nach dem Erscheinen der ersten Auflage der „Eindeutigen analytischen Funktionen" in vermehrtem Maße der Theorie der Riemannschen Flächen, sowie den damit zusammenhängenden potentialtheoretischen Fragen zu. Untersuchungen über das Dirichletsche Problem und das alternierende Verfahren führten zu neuen Ergebnissen in der Theorie der offenen Riemannschen Flächen. Die grundlegenden Forschungen aus der Theorie des harmonischen Maßes wurden von NEVANLINNA herangezogen, um die nullberandeten Flächen zu charakterisieren. Durch ein vertieftes Studium der Abelschen Integrale auf offenen Flächen wurden prägnante Resultate erzielt. Als Frucht dieser weiten Untersuchungen erschien in Deutschland im Jahre 1953 Nevanlinnas drittes umfangreiches Werk unter dem Titel „Uniformisierung". Die beiden erwähnten deutschen Monographien sind auch ins Russische übersetzt worden.

Eine eindrückliche Ehrung wurde dem unermüdlichen Forscher im Jahre 1948 zuteil, als er zu einem der ersten Mitglieder der eben gegründeten Akademie Finnlands ernannt wurde, deren 12 ständige Akademiker jeweils aus den hervorragendsten Vertretern der Wissenschaft und Kunst des Landes gewählt werden.

Diese Berufung veranlaßte ihn, sein Ordinariat an der Zürcher Universität niederzulegen, doch blieb er dieser als Honorarprofessor mit Lehraufträgen weiter treu.

In den fünfziger Jahren galt Rolf Nevanlinnas wissenschaftliches Interesse in hohem Maße der Theorie der linearen Räume und der absoluten Analysis. Seine Forschungen in dieser Richtung sind heute noch in vollem Gange und scheinen wichtige Ausstrahlungen auf verschiedene Gebiete der Mathematik und der mathematischen Physik zu werfen. Zusammen mit seinem Bruder Frithiof Nevanlinna hat er über diese Untersuchungen in der Monographie „Absolute Analysis" in Deutschland im Jahre 1959 berichtet.

Im Frühjahr 1965 wurde Rolf Nevanlinna zum Kanzler der Universität Turku gewählt, und am 22. Oktober 1965, als er sich von der Akademie Finnlands emeritieren ließ, trat er dieses Kanzleramt an.

Neben der ungewöhnlich aktiven Forschertätigkeit — die Zahl der mathematischen Veröffentlichungen überschreitet 100 — fand der Jubilar stets genügend Zeit und scheute keine Mühe für die Ausbildung der jüngeren Mathematikergeneration. Unter seiner Anleitung sind über 40 Dissertationen entstanden. Auch mathematisch-didaktischen Aufgaben unterzog sich Nevanlinna gerne und erfolgreich; er hat finnische Universitätslehrbücher über lineare Algebra (1951) und zusammen mit Professor V. Paatero über Funktionentheorie (1964) publiziert. Von dem letzterwähnten Lehrbuch ist in der Schweiz auch eine deutsche Übersetzung „Einführung in die Funktionentheorie" erschienen (1965).

Nevanlinna hat auch viele gemeinverständliche Artikel über Mathematik, Physik, Philosophie, pädagogische Fragen und Kunst veröffentlicht. Seine Vorlesungen für Hörer aller Fakultäten über Relativitätstheorie an den Universitäten von Helsinki und Zürich sind sowohl in finnischer als auch in deutscher Sprache („Raum, Zeit und Relativität") publiziert worden (1963 bzw. 1964).

Zahlreiche Universitäten und Hochschulen in aller Welt haben Rolf Nevanlinna zum Gastprofessor oder zu Gastvorlesungen und -vorträgen eingeladen. Nevanlinna hat bis jetzt schon viele wissenschaftliche Ehrenbezeugungen entgegennehmen können. Im Jahre 1958 erhielt er den Internationalen Wihuri-Preis. NEVANLINNA ist Ehrenbürger der Universität Göttingen; er hat Ehrendoktorwürden der Universitäten von Heidelberg, Bukarest und Gießen sowie der Freien Universität Berlin. Ferner ist NEVANLINNA Ehrenmitglied der Mathematischen Vereinigung Finnlands, der Schweizerischen Mathematischen Gesellschaft und der London Mathematical Society; er ist Mitglied oder auswärtiges bzw. korrespondierendes Mitglied der folgenden Akademien und wissenschaftlichen Organisationen: Finnische Akademie der Wissenschaften, Finnische Sozietät der Wissenschaften, Gesellschaft der Wissenschaften zu Göttingen, Preußische Akademie der Wissenschaften, Kungl. Vetenskaps-Societeten i Uppsala, Gesellschaft zur Beförderung der Gesamten Naturwissenschaften (Marburg), Göteborgs Kungl. Vetenskaps- och Vitterhets-Samhälle, Kongelige Danske Videnskabernes Selskab, Kungl. Svenska Vetenskapsakademien, Deutsche Akademie der Naturforscher Leopoldina (Halle/Saale). Weiter ist NEVANLINNA Mitglied der Redaktionen der folgenden wissenschaftlichen Zeitschriften oder Publikationsreihen: Acta Mathematica, Zentralblatt für Mathematik, Mathematische Zeitschrift, Rendiconti del Circolo Matematico di Palermo und İstanbul Üniversitesi Fen Fakültesi Mecmuası (Revue de la Faculté des Sciences de l'Université d'Istanbul).

Als ein ganz besonderes Zeichen der internationalen Ehrung NEVANLINNAs sei zu erwähnen, daß er in den Jahren 1959—1962 Präsident der Internationalen Mathematischen Union gewesen ist.

Das bisherige Lebensbild wäre nur unvollständig gezeichnet ohne Würdigung der musikalischen Interessen, die eine zentrale Stellung in dem geistigen Spannungsfeld NEVANLINNAs einnehmen. Mit seiner Geige spielt er Sonaten von Mozart und Beethoven in einem musterhaften Stil. Neben den Wiener Klassikern hat NEVANLINNA noch ein weiteres Idol: Sibelius. Schon als Schulknabe und als Student lebte er in die Atmosphäre der Konzerte und der Orchesterrepetitionen hinein, in denen Sibelius eigene Kompositionen dirigierte. Noch heute kann er genau schildern, wie der große Komponist z.B. seine vierte Sinfonie vorführte.

Am Ende des Sommersemesters 1963 trat ROLF NEVANLINNA nach 15jähriger Tätigkeit als Professor für höhere Mathematik an der Philosophischen Fakultät II der Universität Zürich von seinen Lehrverpflichtungen zurück und verließ auch gleichzeitig die Schweiz, um sich in seiner Heimat, Finnland, niederzulassen.

Bei diesem Anlaß haben seine Kollegen, seine Freunde und zahlreiche ehemalige Studenten den Wunsch geäußert, es möge die Institution eines Rolf-Nevanlinna-Kolloquiums geschaffen werden, die der Förderung der wissenschaftlichen Beziehungen zwischen Finnland und der Schweiz, insbesondere auf dem Gebiet der Mathematik, durch das Veranstalten von Vorträgen und wissenschaftlichen Kolloquien dienen werde. Das hierzu bestellte Kuratorium veranstaltete am 13. Juni 1964 eine erste Tagung, an der Rolf Nevanlinna über die Situation der Mathematik im heutigen Kulturleben vor einer begeisterten Zuhörerschar vortrug.

Im Jahre 1965 erachtete das Kuratorium es als seine vornehme Pflicht, anläßlich des 70. Geburtstages von Rolf Nevanlinna das Kolloquium in einem besonderen Rahmen durchzuführen. Neben dem Jubilar wurden Mathematiker aus aller Welt eingeladen, um an diesem zweiten Rolf-Nevanlinna-Kolloquium teilzunehmen und zu Ehren des Gefeierten Vortäge zu halten. Dieses Kolloquium fand vom 4. bis 6. November 1965 in der Universität Zürich statt*.

Der vorliegende Band enthält Vorträge, die anläßlich dieses Festkolloquiums gehalten wurden und soll zum dritten Rolf-Nevanlinna-Kolloquium am 29. November 1966 dem verdienten Wissenschaftler als Dankesbezeugung all derer, die durch sein fruchtbares Wirken in Zürich bereichert wurden, übergeben werden.

---

* Das Zustandekommen dieses Mathematikertreffens wurde ermöglicht durch namhafte Beiträge des Schweizerischen Nationalfonds, der Regierung des Kantons Zürich, der Vereinigung der Freunde Finnlands in der Schweiz, sowie von zahlreichen Persönlichkeiten aus Wirtschaft und Industrie.

Kleinsche Gruppen in der Ebene und im Raum

Lars V. Ahlfors [*]

Herrn Professor Rolf Nevanlinna *zum 70. Geburtstag gewidmet*

1. Eine diskrete Gruppe von linearen Transformationen der komplexen Ebene heißt nach Poincaré eine Fuchssche Gruppe, falls sie einen Kreis invariant läßt. Wenn sie diese Eigenschaft nicht hat, nennt er sie eine Kleinsche Gruppe, vorausgesetzt, daß sie irgendwo in der Ebene diskontinuierlich ist. In moderner Weise würde man selbstverständlich die Definition so auffassen, daß die Fuchsschen Gruppen eine Unterklasse der Kleinschen Gruppen bilden.

Schon in der grundlegenden Abhandlung von 1885 bemerkt Poincaré, und macht auch von dieser Bemerkung weitgehend Gebrauch, daß jede lineare Transformation zu einer konformen Abbildung, d.h. zu einer Möbiustransformation des umgebenden Raumes erweitert werden kann. Eine Lineartransformation wird nämlich durch Kreisspiegelungen erzeugt, und jede Spiegelung in einem Kreis erweitert sich zu einer Spiegelung in der entsprechenden Orthogonalkugel. Man kann also die Wirkung einer Kleinschen Gruppe teils in der Ebene und teils im Raum betrachten, und Poincaré hat viele Vorteile der räumlichen Betrachtungsweise hervorgehoben. Die Raumgruppen haben eine invariante Ebene und können folglich als dreidimensionale Fuchssche Gruppen angesehen werden. Näher gesagt, sie sind Fuchssche Gruppen der zweiten Art, weil sie noch zum Teil auf der invarianten Ebene diskontinuierlich sind.

Poincaré hat aber bewiesen, daß jede diskrete Gruppe mit einer invarianten Ebene außerhalb dieser Ebene diskontinuierlich ist. Es ist also sinngemäß auch solche Gruppen zuzulassen, die nirgends in der Ebene diskontinuierlich sind, vorausgesetzt, daß sie diskret sind in dem Sinne, daß keine Transformationen beliebig nahe an der Identität liegen. Sie entsprechen den Fuchsschen Gruppen der ersten Art.

2. Anstatt eine Koordinatenebene festzuhalten ist es etwas vorteilhafter die Spiegelungen in $\mathbb{R}^3$ zu betrachten, welche die Einheitskugel $|x| = 1$ invariant lassen. Wenn man noch verlangt (was allerdings unwesentlich ist), daß auch das Innere und das Äußere beibehalten werden

---

[*] Mit Unterstützung der AF 49 (638)-1591.

soll, so sind das die Spiegelungen an Orthogonalkugeln der Einheitskugel. Ob man nun alle Transformationen, die so erzeugt werden, betrachtet oder nur die, die durch eine gerade Anzahl von Spiegelungen hervorgehen, ist im Grunde genommen gleichgültig. Wir wollen uns auf die orientierungstreuen Abbildungen beschränken.

In homogenen Koordinaten sind die Abbildungen Lorentztransformationen, denn sie führen die Form $x_0^2 - x_1^2 - x_2^2 - x_3^2$ in sich über. Das Rechnen mit Lorentztransformationen ist ziemlich umständlich. Nach meiner Erfahrung ist es vorteilhafter, nicht-homogene Koordinaten $x = (x_1, x_2, x_3)$ zu verwenden und sich der engen Analogie mit dem zweidimensionalen Fall zu bedienen. Man erhält z.B. die wichtige Formel

$$|A\,x - A\,y| = |x - y|\,|A'(x)|^{\frac{1}{2}}\,|A'(y)|^{\frac{1}{2}}, \tag{1}$$

wo $|A'(x)|$ das lineare Vergrößerungsverhältnis bezeichnet, das ja in allen Richtungen gleich ist. Diese Formel lautet genau so wie in zwei Dimensionen. Außerdem ist $A\,x^* = (A\,x)^*$, wo x^* den Spiegelpunkt von x in bezug auf die Einheitskugel ist. Aus (1) findet man leicht

$$\frac{|A'(x)|}{1 - |A\,x|^2} = \frac{1}{1 - |x|^2}, \tag{2}$$

was die Invarianz der nichteuklidischen Länge ausdrückt.

3. Wir verwenden folgende Bezeichnungen:

G sei eine Kleinsche Gruppe im Raum;

G_0 sei dieselbe Gruppe auf $S(|x| = 1)$;

B sei das Innere, B^* das Äußere der Einheitskugel;

L sei die Menge der Grenzpunkte (ein Grenzpunkt ist ein Häufungspunkt äquivalenter Punkte);

$D = S - L$ sei die Diskontinuitätsmenge von G_0.

Es ist bekannt, daß $L \subset S$. Ferner ist L abgeschlossen, invariant unter G_0 und entweder nirgends dicht auf S (2. Art) oder $L = S$ (1. Art).

G ist eigentlich diskontinuierlich auf $B \cup D \cup B^*$, aber gewöhnlich genügt es die Wirkung auf $B \cup D$ und D zu untersuchen. Wir setzen $M = (B \cup D)/G$, $M_0 = D/G_0$ und finden, daß M eine zusammenhängende dreidimensionale orientierbare Mannigfaltigkeit ist mit dem zweidimensionalen Rande M_0.

Das Hauptptoblem ist nun folgendes: Was mehr läßt sich über M und M_0 aussagen?

4. Schon Poincaré hat dieses Hauptproblem angegriffen indem er ein Fundamentalpolyeder P konstruiert hat. Wir verfolgen diese Konstruktion in leicht abgeänderter Weise.

Erstens wollen wir annehmen, was keine große Einschränkung bedeutet, daß kein $A \in G$ eine Drehung um den Ursprung darstellt. Zweitens bedienen wir uns wieder der Bezeichnung $|A'(x)| = |dA|/|dx|$: d.h. $|A'(x)|$ ist das lineare Vergrößerungsverhältnis im Punkte x.

Aus der Gl. (2) finden wir sofort, daß die Bedingung $|A'(x)| = 1$ mit $|Ax| = |x|$ gleichbedeutend ist, vorausgesetzt, daß $|x| \neq 1$. Man zeigt leicht, daß diese Bedingung genau auf einer Orthogonalkugel gilt, welche man als die zu A gehörige isometrische Kugel K_A bezeichnet. Aus (2) folgt besonders, daß $|A'(0)| < 1$. Also gilt $|A'| < 1$ innerhalb, $|A'| > 1$ außerhalb K_A. Man sieht ferner, daß A die Kugel K_A auf K_{A-1} abbildet, und zwar nicht nur nichteuklidisch kongruent, sondern sogar euklidisch kongruent.

Nach Definition besteht das isometrische Fundamentalpolyeder P aus den Punkten $x \in B \cup D$, wo $|A'(x)| < 1$ für alle $A \in G$ mit Ausnahme der Identität. Anders gesagt, P ist der Durchschnitt von $B \cup D$ mit den Außengebieten aller isometrischer Kugeln. Der Durchschnitt $D \cap P$ wird sinngemäß mit P_0 bezeichnet.

Nun liegt aber jeder Punkt von $B \cup D$ höchstens auf endlich vielen K_A. Das sieht man am einfachsten aus der Konvergenz der Reihe $\Sigma |A'|^3$ (für eigentliche Kleinsche Gruppen, d.h. für Gruppen 2. Art, gilt sogar $\Sigma |A'|^2 < \infty$). Es folgt sofort, daß P ein konvexes nichteuklidisches Polyeder ist, dessen Seiten paarweise euklidisch kongruent sind und durch gewisse Transformationen $A \in G$ einander zugeordnet sind. Die Kanten und Ecken von P können sich nur gegen L häufen. Die Mannigfaltigkeit M erhält man, indem man entsprechende Seiten identifiziert.

Jetzt betrachten wir noch den Rand von P, und zwar in bezug auf die geschlossene Vollkugel. Zum Rande gehört zunächst P_0, und auch der relative Rand von P_0 in bezug auf D. Dieser ist aus isometrischen Kreisen zusammengesetzt, d.h. aus den Durchschnitten $S \cap K_A$. Die Seiten von P_0 sind wieder paarweise kongruent und einander zugeordnet, aber diesmal haben wir keine Konvexität, und deshalb braucht P_0 nicht zusammenhängend zu sein. (Wir bemerken in diesem Zusammenhang, daß P_0 nicht identisch ist mit dem metrischen Fundamentalpolygon, etwa im Sinne von FORD.)

Außerdem gibt es noch zweierlei Randpunkte. Erstens kann es vorkommen, daß P einen Randpunkt in D hat, der weder in P_0 noch auf dem Rande von P_0 liegt. Solche Punkte sind isolierte Spitzen von P, und sie scheinen ziemlich harmlos zu sein. Zweitens kann es Randpunkte auf L geben, und zwar muß man mit der Möglichkeit rechnen, daß es solche gibt, die nicht auch Randpunkte von P_0 sind. Es könnte also die Gestalt des Fundamentalpolyeder reichlich kompliziert sein.

5. Was wir bisher gesagt haben, steht im wesentlichen schon bei POINCARÉ, wenn auch nicht ganz so ausdrücklich. Außerdem zeigt POINCARÉ, daß G von den Transformationen erzeugt wird, durch welche die Seiten von P aufeinander bezogen sind.

Wenn P ein endliches Polyeder ist, schließt man, daß G eine endlich erzeugte Gruppe ist. Gilt hiervon die Umkehrung? Man würde es vermuten, aber es scheint nicht so zu sein. Ganz neulich haben L. BERS und B. MASKIT die Existenz von endlich erzeugten Gruppen G_0 nachgewiesen, für welche die Menge D zusammenhängend und einfach zusammenhängend ist. Andererseits bewies L. GREENBERG, daß das nicht zutreffen kann wenn P ein endliches Polyeder ist (beide Ergebnisse sind noch unveröffentlicht). Trotzdem bin ich geneigt zu vermuten, daß wenn nicht das Polyeder P, so wenigstens die Mannigfaltigkeit M eine relativ einfache Struktur besitzt.

Im folgenden betrachten wir nur noch endlich erzeugte Gruppen. Im Augenblick weiß man viel mehr über P_0 und M_0 als über ihre dreidimensionalen Gegenstücke, und ich werde gleich darüber berichten. Andererseits sind auch im Zweidimensionalen noch viele Lücken vorhanden und ich glaube der Weg sie auszufüllen geht über das Dreidimensionale.

6. Gewisse Kenntnisse über D und L gewinnt man schon aus elementaren topologischen Überlegungen. Als offene Menge besteht D aus abzählbar vielen Komponenten D_i, und unter einer Transformation $A \in G_0$ ist jedes D_i entweder invariant oder wird auf eine andere Komponente abgebildet. Wenn es eine Komponente gibt, welche in bezug auf die ganze Gruppe invariant ist, nennt man G schon lange eine „Funktionengruppe". Der Name rührt von der wahrscheinlich irrtümlichen Vorstellung her, daß es nur dann angebracht wäre, die automorphen Funktionen zu betrachten.

Mein ehemaliger Schüler R. ACCOLA hat nun folgendes bewiesen, und zwar mit den elementarsten Mitteln: Es gibt höchstens zwei invariante Komponenten. Wenn es zwei gibt, sind sie beide einfach zusammenhängend, und alle anderen Komponenten sind „Atome" in dem Sinn, daß sie nur unter der Identität invariant sind. Das gilt ob G_0 endlich erzeugt ist oder nicht. Aber für endlich erzeugte Gruppen gibt es keine Atome, so daß man nur zwei komplementäre Komponenten D_1 und D_2 hat. Für diesen Fall hat B. MASKIT sogar nachweisen können, daß der gemeinsame Rand eine Jordankurve ist, und man spricht dann von einer quasi-fuchsschen Gruppe.

7. Wir kommen jetzt auf die Untersuchung der zweidimensionalen Mannigfaltigkeit M_0 zurück, und zwar wieder im Fall einer endlich erzeugten Gruppe. Die Komponenten von M_0 sind Riemannsche Flächen,

und die Gebiete D_i erscheinen als Überlagerungen dieser Komponenten. Die Überlagerungen sind verzweigt wenn es elliptische Transformationen gibt. Der Einfachheit halber wollen wir diesen Fall ausschließen; nach einem Satz von SELBERG ist das keine ernste Einschränkung, denn es gibt eine Untergruppe von G von endlichem Index, die keine elliptische Elemente enthält. Ich habe bewiesen:

Für eine endlich erzeugte Gruppe G sind die Komponenten $M_0^{(\nu)}$ von M_0 geschlossene Riemannsche Flächen, von denen vielleicht endlich viele Punkte entfernt sind.

Wenn die Geschlechter mit g_ν und die Anzahl der Punktierungen mit n_ν bezeichnet werden, gilt ferner

$$\Sigma(3g_\nu + n_\nu - 3) < \infty. \tag{3}$$

Es gibt also nur endlich viele Komponenten mit entweder $g_\nu > 0$ oder $n_\nu > 3$. Mein Satz ließe die Möglichkeit zu, daß es unter den Komponenten unendlich viele dreifach punktierte Kugeln gebe. L. GREENBERG hat aber durch eine ganz andere Methode gezeigt, daß das nicht passieren kann (dieser Beweis ist noch nicht veröffentlicht).

Der Beweis des Satzes ist zunächst etwas überraschend, denn er macht von quasikonformen Abbildungen Gebrauch. Für die Kenner der Teichmüllerschen Theorie ist das aber nicht unerwartet. Denn man verwendet quasikonforme Abbildungen um die Variationen einer Riemannschen Fläche, und damit der uniformisierenden Gruppe zu untersuchen, und es ergibt sich, daß diese den quadratischen Differentialen auf der Fläche entsprechen. Das gilt nun auch für Kleinsche Gruppen. Eine endlich erzeugte Gruppe hat nur endlich viele Parameter, und deshalb soll es auch nur endlich viele linear unabhängige quadratische Differentiale geben, und das ist genau was die Relation (3) aussagt.

8. Falls man nichts anderes will als den genannten Satz zu beweisen, kann man den ganzen Gedankengang sehr kurz beschreiben. Für diesen Zweck wollen wir lieber die Gruppe G_0 auf die komplexe Zahlkugel wirken lassen und bezeichnen die Transformationen mit $z \to A z$. Folgende Begriffe sind grundlegend:

a) Eine komplexe meßbare und beschränkte Funktion $\nu(z)$ heißt *Beltramisches Differential* (i.B. auf G_0) falls $\nu(A z)\overline{A'}(z) = \nu(z)A'(z)$ für alle $A \in G_0$.

b) Eine analytische Funktion $\varphi(z)$ auf D heißt *integrierbares quadratisches Differential* (i.B. auf G_0) falls $\varphi(A z)A'(z)^2 = \varphi(z)$ und

$$\iint\limits_{D/G_0} |\varphi|\, dx\, dy < \infty.$$

(Das Integral hat invariante Bedeutung.)

c) Eine komplexe stetige Funktion $f(z)$ in der ganzen Ebene heißt *infinitesimale quasikonforme Abbildung* (i.B. auf G_0) falls $v = f_{\bar{z}}$ ein Beltramisches Differential ist. Hierbei möge $f_{\bar{z}} = \frac{1}{2}(f_x + if_y)$ im Sinne einer Distribution gedeutet werden. Außerdem verlangt man am besten eine Normierung welche bedeutet, daß die Punkte 0, 1, ∞ fest bleiben; aber für den folgenden skizzenhaften Beweis können wir auf eine genaue Formulierung verzichten.

Wenn f die Bedingung c) genügt, berechnet man sofort, daß

$$f(Az)A'(z)^{-1} - f(z) = Q_A(z)$$

analytisch sein wird, und zwar ein quadratisches Polynorm. Ferner gilt $Q_{AB} = (Q_A \circ B)B'^{-1} + Q_B$, d.h. die Zuordnung $A \to Q_A$ ist ein Kozyklus im Sinne von M. EICHLER.

Wir nennen f *trivial* falls $Q_A = 0$ für sämtliche $A \in G_0$. Wenn G_0 endlich erzeugt ist, gibt das nur endlich viele lineare Bedingungsgleichungen, und wir schließen sofort, daß es im Sinne der Trivialität nur endlich viele linear unabhängige infinitesimale quasikonforme Abbildungen gibt.

All dies haben wir ohne Rechnung gefunden. Es gilt weiter: Wenn f trivial ist, so gilt

$$\iint\limits_{D/G_0} v\varphi \, dx \, dy = 0$$

für alle quadratischen Differentiale φ.

Das ist der Satz von STOKES, aber der genaue Beweis verlangt etwas Vorsicht.

Jetzt seien $\varphi_1, \ldots, \varphi_n$ quadratische Differentiale, die nicht gleichzeitig verschwinden. Setzt man etwa $\varrho = (\Sigma |\varphi_i|^2)^{\frac{1}{2}}$, so sind $v_i = \bar{\varphi}_i/\varrho$ Beltramische Differentiale. Wenn n genügend groß ist, muß es eine triviale Linearkombination geben, und das entsprechende $\varphi = \lambda_1\varphi_1 + \cdots + \lambda_n\varphi_n$ genügt

$$\iint\limits_{D/G_0} \frac{|\varphi|^2}{\varrho} \, dx \, dy = 0,$$

was natürlich $\varphi = 0$ zur Folge hat. Damit ist bewiesen, daß es nur endlich viele linear unabhängige quadratische Differentiale gibt.

9. Ich will jetzt einen Versuch machen, die obige Methode auch auf die Raumgruppe G anzuwenden. Ich betone ausdrücklich, daß ich nur die Anfänge einer Theorie besitze, ich kann keinen richtigen Erfolg ankündigen.

Erstens, was ist eine infinitesimale Abbildung im Raum? Wenn $y = f(x)$ eine Abbildung des Raumes auf sich selbst bedeutet, setzen wir $dy = f'(x)\,dx$, wo also $f'(x)$ die Funktionalmatrix bezeichnet. Die lineare Abbildung $dx \to dy$ setzt sich aus drei Teilen zusammen:

Eine Drehung, eine Ausdehnung in den Koordinatenrichtungen und schließlich noch eine Drehung. Wenn man den quasikonformen Charakter beschreiben will, muß man die zweite Drehung eliminieren, und ebenso die reine Ähnlichkeit in der Dehnung. Für infinitesimale Abbildungen wird eine Drehung durch eine schiefsymmetrische Matrix dargestellt, und einer Ähnlichkeit entspricht ein Vielfaches der Einheitsmatrix. Deshalb nehmen wir folgende Zerlegung der Funktionalmatrix vor:

$$f' = f'_{\mathrm{I}} + f'_{\mathrm{II}}.$$

Hier sei f'_{I} symmetrisch mit der Spur 0. Der zweite Teil f'_{II} habe eine konstante Diagonale und sei schiefsymmetrisch außerhalb der Diagonale.

Wir behaupten, daß f'_{I} genau der komplexen Ableitung $f_{\bar{z}}$ entspricht. In zwei Dimensionen sei $f = u + iv$, $z = x + iy$. Aus

$$f' = \begin{pmatrix} u_x & u_y \\ v_x & v_y \end{pmatrix}$$

folgt

$$f'_{\mathrm{I}} = \tfrac{1}{2} \begin{pmatrix} u_x - v_y & u_y + v_x \\ v_x + u_y & v_y - u_x \end{pmatrix},$$

und das vergleicht man mit

$$f_{\bar{z}} = \frac{1}{2}(u_x - v_y) + \frac{i}{2}(u_y + v_x).$$

Die Übereinstimmung ist sehr befriedigend.

Also setzen wir auch in drei Dimensionen $v = f'_{\mathrm{I}}$ und verlangen, daß die Norm $\|v\|^2 = \mathrm{Sp}\,(v^t v)$ beschränkt sei[*]. Außerdem soll v der Gruppe G angepaßt sein. Wenn A' die Funktionalmatrix von $A \in G$ bezeichnet, drückt sich diese Bedingung durch

$$A'^{-1}(v \circ A)\,A' = v \tag{4}$$

aus. Man kontrolliert, daß das in zwei Dimensionen genau mit der Bedingung für ein Beltramisches Differential übereinstimmt.

Man muß noch nachweisen, daß die Gleichung $f'_{\mathrm{I}} = 0$ nur triviale Lösungen hat. Das ist tatsächlich der Fall, und durch geschickte Normierung läßt sich erreichen, daß $f = 0$ die einzige Lösung ist.

Wir setzen jetzt

$$Q_A = A'^{-1}(f \circ A) - f.$$

Dann folgt aus (4) $(Q'_A)_{\mathrm{I}} = 0$. Weil die Normierung nicht stimmt, kann man nicht daraus schließen, daß $Q'_A = 0$, aber man kann immer zeigen,

---

[*] $^t v$ ist die Transponierte von v.

daß die Koordinaten von Q_A quadratische Polynome sind, und somit, daß sie nur von endlich vielen Konstanten abhängen. Schließlich ist die Zuordnung $A \to Q_A$ wieder ein Kozyklus, und wir können denselben Schluß ziehen als vorhin: Im Sinne der Trivialität gibt es nur endlich viele linear unabhängige infinitesimale quasikonforme Verschiebungen.

10. Wir müssen jetzt die Trivialität durch eine Orthogonalitätsbedingung ausdrücken. Sie muß folgenderweise aussehen:

$$\iiint\limits_M \operatorname{Sp}(\nu \cdot \varphi)\, d x = 0. \tag{5}$$

Hier ist φ eine Matrix, und damit (5) invariante Bedeutung habe muß man

$$A'^{-1}(\varphi \circ A)\, A' \cdot |A'|^3 = \varphi$$

verlangen. Anders ausgedrückt, φ soll eine gemischte Tensordichte sein. Weil ν symmetrisch ist, kann man auch φ symmetrisch wählen, und weil $\operatorname{Sp}\nu = 0$ kann man $\operatorname{Sp}\varphi = 0$ verlangen.

Unter welchen Zusatzbedingungen folgt (5) aus der Trivialität? Ganz formal kann man mit Hilfe des Stokesschen Satzes zeigen: Die Bedingung folgt falls $\varphi = \{\varphi_{ij}\}$ den Gleichungen

$$\sum_i \frac{\partial \varphi_{ij}}{\partial x_i} = 0 \qquad (j = 1, 2, 3) \tag{6}$$

genügt. Wegen ihrer Herleitung muß die Bedingung (6) invariant sein und das kann man auch direkt nachweisen. Ich muß aber sofort gestehen, daß ich die Gültigkeit von (5) nicht streng bewiesen habe, und weil alles noch so schwebend ist, habe ich nicht einmal die offenbar nötigen Beschränktheitsbedingungen für φ erwähnt. Ich glaube aber nicht, daß diese Schwierigkeiten wesentlich sind.

Was läßt sich jetzt schließen? Nicht etwa, daß (6) nur endlich viele linear unabhängige Lösungen hat, denn wir haben noch keinen Zusammenhang zwischen ν und φ. Aber es sei ϱ^3 irgendeine positive Dichte, z.B. $\varrho = (1 - |x|^2)^{-1}$. Dann folgt aus unseren Überlegungen: Es gibt nur endlich viele linear unabhängige f, für welche

$$\varphi = \varrho^3 \nu$$

der Bedingung (6) genügt. Explizit lauten die Differentialgleichungen:

$$\sum_{i=1}^{3} \frac{\partial}{\partial x_i} \left[\varrho^3 \left(\frac{\partial f_i}{\partial x_j} + \frac{\partial f_j}{\partial x_i} - \frac{2}{3} \delta_{ij} \sum_{k=1}^{3} \frac{\partial f_k}{\partial x_k} \right) \right] = 0. \tag{7}$$

(Hier ist $f = (f_1, f_2, f_3)$.)

Interessanterweise sind das keine unbekannten Gleichungen, sondern es sind die Gleichgewichtsbedingungen für eine elastische Deformation mit gewissen Elastizitätsmodulen.

11. Im besten Fall enthalten die obigen Ausführungen einen Kern von Wahrheit, aber vielleicht müssen sie noch in wesentlicher Weise modifiziert werden. Auch wenn man an die Rechnungen glaubt, bleibt der größte Schritt noch übrig: Aus der Tatsache, daß die Gl. (7) nur endlich viele linear unabhängige Lösungen zulassen, sollte man schließen können, daß die Mannigfaltigkeit M, und somit der Polyeder P eine relativ einfache Gestalt haben. Das auszuführen, wenn es möglich ist, ist an und für sich ein ziemlich ausgedehntes Forschungsprogramm.

Die Nevanlinna-Charakteristik von meromorphen Funktionen und ihren Integralen

W. K. Hayman

1. Einführung

Es ist mir eine hohe Ehre hier in der Gegenwart von Rolf Nevanlinna über seine Theorie vortragen zu dürfen, eine Theorie deren Gründung wohl das wichtigste Ereignis in der Funktionentheorie des jetzigen Jahrhunderts war, und die noch immer weiter hochinteressante Probleme und Resultate aufwirft.

Es sei $F(z)$ in der Ebene meromorph, $F(0) = 0$ und

$$f(z) = F'(z), \qquad F(z) = \int_0^z f(\xi)\, d\xi.$$

Wie üblich definieren wir

$$m(r, F) = \frac{1}{2\pi} \int_0^{2\pi} \log^+ \left| F(r e^{i\vartheta}) \right| d\vartheta, \qquad 0 < r < \infty,$$

schreiben $n(r, F)$ für die Anzahl der Pole von $F(z)$ in $|z| \leq r$ (mit Berechnung der Multiplizität) und setzen

$$N(r, F) = \int_0^r \frac{n(t, F)\, dt}{t},$$

$$T(r, F) = m(r, F) + N(r, F).$$

Wir fragen nach dem Verhältnis zwischen der Größenordnung von $T(r, f)$ und $T(r, F)$, wenn r gegen unendlich strebt.

Hat $F(z)$ einen Pol der Ordnung p im Punkt z_0, so hat $f(z)$ dort einen Pol der Ordnung $(p + 1)$. Aus $p < p + 1 \leq 2p$ folgt

$$N(r, F) \leq N(r, f) \leq 2 N(r, F). \tag{1}$$

Hier steht das Gleichheitszeichen rechts, wenn alle Pole einfach sind. Gleichheit links ist nur möglich, wenn $F(z)$ in $|z| < r$ holomorph ist, aber wenn die Ordnungen der Pole von $F(z)$ gegen unendlich streben, so ist

$$N(r, F) \sim N(r, f), \qquad \text{wenn} \quad r \to \infty.$$

Der Vergleich zwischen $m(r, f)$ und $m(r, F)$ ist schwieriger. Die Abschätzung von $m(r, f)$ durch $m(r, F)$ ist klassisch und folgt aus der Ungleichung:

$$m(r, f) \leqq m(r, F) + m\left(r, \frac{f}{F}\right). \tag{2}$$

Wir erinnern an die Definition der Ordnung μ und der unteren Ordnung λ von $F(z)$

$$\lambda = \varliminf_{r \to \infty} \frac{\log T(r, f)}{\log r}, \qquad \mu = \varlimsup_{r \to \infty} \frac{\log T(r, f)}{\log r},$$

und zitieren den folgenden klassischen

Lehrsatz A. *Es sei $F(z)$ eine transzendente meromorphe Funktion der Ordnung μ. Dann ist*

$$m\left(r, \frac{f}{F}\right) = O\left\{\log\left[r\, T(r, F)\right]\right\} = o\left\{[T(r, F)]\right\},$$

wenn $r \to \infty$ mit der möglichen Ausnahme einer Menge E von r von endlichem Maß, und dies nur wenn $\mu = +\infty$.

Hieraus folgt sofort unter Gebrauch von (1) und (2)

Lehrsatz B.

$$\varlimsup_{r \to \infty} \frac{T(r, f)}{T(r, F)} \leqq \begin{cases} 1, \ \textit{wenn } F(z) \ \textit{ganz ist;} \\ 2, \ \textit{wenn } F(z) \ \textit{meromorph ist;} \end{cases}$$

wieder mit der möglichen Ausnahmsmenge E von endlichem Maß im Falle $\mu = +\infty$.

Diese Resultate von NEVANLINNA sind scharf. Im Falle $F(z) = e^z - 1$, ist $f(z) = e^z$,

$$T(r, F) + O(1) = T(r, f) = \frac{r}{\pi}.$$

Wenn $F(z) = \tan z$ so ist $f(z) = \sec^2 z = F(z)^2 + 1$, also

$$T(r, f) = 2\, T(r, F) + O(1).$$

2. Ein Gegenbeispiel

Wir zeigen nun durch ein Beispiel, daß im Falle $\mu = \infty$ die Ausnahmsmenge E tatsächlich vorkommen kann.

Es sei λ_n eine schnell wachsende Reihe von natürlichen Zahlen mit $\lambda_n \geqq n$. Wir setzen

$$F(z) = \sum_{1}^{\infty} \left(\frac{z}{3^n}\right)^{\lambda_n}.$$

Es sei $3^N \leq r = |z| \leq 2 \cdot 3^N$. Dann ist

$$F(z) = \sum_{1}^{N-1} \left(\frac{z}{3^n}\right)^{\lambda_n} + \left(\frac{z}{3^N}\right)^{\lambda_N} + \sum_{N+1}^{\infty} \left(\frac{z}{3^n}\right)^{\lambda_n} = \Sigma_1 + \Sigma_2 + \Sigma_3.$$

Hier ist

$$|\Sigma_1| \leq (N-1)\, r^{\lambda_{N-1}}, \qquad |\Sigma_3| \leq \sum_{N+1}^{\infty} (\tfrac{2}{3})^{\lambda_n} \leq \sum_{1}^{\infty} (\tfrac{2}{3})^n = 2.$$

Ferner ist

$$zf(z) = zF'(z) = z\Sigma_1' + z\Sigma_2' + z\Sigma_3',$$

und

$$|z\Sigma_1'| \leq (N-1)\,\lambda_{N-1}\, r^{\lambda_{N-1}}, \qquad |z\Sigma_3'| \leq \sum_{N+1}^{\infty} \lambda_n (\tfrac{2}{3})^{\lambda_n} \leq \sum_{1}^{\infty} n (\tfrac{2}{3})^n = 6, \qquad N \geq 2.$$

Wir wählen nun $r = r_N$, so daß

$$\left(\frac{r}{3^N}\right)^{\lambda_N} = 2(N-1)\,\lambda_{N-1}\, r^{\lambda_{N-1}}, \qquad r_N = \{3^{N\lambda_N} \cdot 2(N-1)\,\lambda_{N-1}\}^{\frac{1}{\lambda_N - \lambda_{N-1}}}.$$

Wenn λ_N genügend groß ist, verglichen mit λ_{N-1}, folgt hieraus

$$r_N \sim 3^N, \quad \text{aber} \quad r^N > 3^N.$$

Ferner ist für $|z| = r = r_N$

$$|F(z)| \sim \left(\frac{r}{3^N}\right)^{\lambda_N} \sim 2N\,\lambda_{N-1}\, r^{\lambda_{N-1}}.$$

$$|zf(z)| > \lambda_N \left(\frac{r}{3^N}\right)^{\lambda_N} - 2(N-1)\,\lambda_{N-1}\, r^{\lambda_{N-1}} - 6$$

$$\sim \lambda_N \left(\frac{r}{3^N}\right)^{\lambda_N} \sim \lambda_N |F(z)|.$$

Also ist

$$T(r_N, F) = \lambda_{N-1} \log r_N + \log(2N\,\lambda_{N-1}) + o(1)$$
$$= [N \log 3 + o(1)]\,\lambda_{N-1} + \log(2N\,\lambda_{N-1}) + o(1),$$
$$T(r_N, f) > T(r_N, F) + \log \lambda_N + o(1) - \log r_N.$$

Wenn λ_N genügend groß ist, verglichen mit λ_{N-1}, folgt hieraus, daß $T(r_N, f)$ beliebig groß sein kann, verglichen mit $T(r_N, F)$. Also können die Ausnahmsmengen in den Sätzen A und B tatsächlich existieren.

3. Abschätzung von $T(r, F)$ durch $T(r, f)$

Wir wenden uns nun dem entgegengesetzten Problem der Abschätzung von $T(r, F)$ durch $T(r, f)$ zu. Dies Problem ist mit einer alten Frage von R. Nevanlinna[*] verknüpft. Dieser fragt nämlich unter welchen Umständen

$$T(r, f) \sim T(r, F), \quad \text{wenn} \quad r \to \infty, \tag{3}$$

---

[*] Le Théorème de Picard-Borel etc. Paris 1929, S. 104.

mit einer möglichen Ausnahmsmenge E, wenn $F(z)$ ganz ist. Aus dem Lehrsatz B mit seinem Gegenbeispiel folgt, daß für meromorphe Funktionen nur ein etwas schwächeres Resultat als (3) bestehen könnte.

Wir beschränken uns nun auf ganze Funktionen $F(z)$. Die Resultate für meromorphe Funktionen sind ähnlich. Wir bemerken, daß (3) allgemein gilt, wenn

$$T(r, f) = O(\log r)^2. \tag{4}$$

Andererseits sei $\lambda(r)$ eine positive Funktion von r, die mit wachsendem r (beliebig langsam) gegen unendlich strebt. Dann existiert eine Funktion $f(z)$, für welche

$$T(r, f) = O(\lambda(r) \log r)^2,$$

und

$$\frac{T(r, f)}{T(r, F)} \to 0 \tag{5}$$

auf einer Menge E von r, welche ein unendliches logarithmisches (und à fortiori gewöhnliches) Maß besitzt. Ferner sei $f(z)$ eine Funktion der (unteren) Ordnung Null. Dann gilt die asymptotische Gleichung (3) noch immer außerhalb einer Ausnahmemenge der (unteren) logarithmischen Dichte Null.

Dies Resultat ist auch mehr oder weniger bestmöglich. Es seien δ, ε beliebige positive Konstanten. Dann existiert eine Funktion $f(z)$ der Ordnung $\mu \leqq \delta$, für welche

$$\frac{T(r, f)}{T(r, F)} < \varepsilon$$

auf einer Menge E von positiver unterer logarithmischer Dichte ist. Hier ist also die Ausnahmsmenge schon in einem gewissen Sinn eine endliche Teilmenge der Menge aller Werte. Allerdings bleibt die Menge der Werte, auf welcher (5) gilt auch für Funktionen endlicher Ordnung μ klein. Es gilt tatsächlich für derartige Funktionen

$$\frac{T(r, F)}{T(r, f)} < \frac{1}{2} \log^+ \left(\frac{\mu}{\delta} \right) + 5 \tag{6}$$

außerhalb einer Menge der oberen logarithmischen Dichte höchstens δ.

Wir fragen nun noch, welche Abschätzungen ohne Ausnahmsmenge für Funktionen endlicher Ordnung μ gelten. Hier zeigt es sich, daß

$$\overline{\lim_{r \to \infty}} \frac{T(r, F)}{T(r, f) \log r} \leqq \frac{\mu}{\pi}.$$

Andererseits existiert für jedes positive μ eine ganze Funktion der Ordnung μ, für welche der obere Limes hier mindestens $3\mu/50$ ist.

Zuletzt möchte ich noch ein Resultat für allgemeine Funktionen, also auch solche unendlicher Ordnung erwähnen. Hier ist es unmöglich, ein Resultat ohne Ausnahmsmenge zu beweisen, wie wir ja auch schon in der umgekehrten Richtung gesehen haben. Es gilt aber immerhin

$$\overline{\lim_{r \to \infty}} \frac{T(r, F)}{T(r, f) \log \log T(r, f)} \leqq \frac{1}{\pi}$$

außerhalb einer Menge E von endlichem logarithmischen Maß. Andererseits existieren Funktionen, für welche

$$\underline{\lim} \frac{T(r, F)}{T(r, f) \log \log T(r, f)} \geqq \frac{3}{50},$$

wenn r auf einer Menge von unendlichem logarithmischen Maß gegen unendlich strebt.

Die Beweise der oben angedeuteten Resultate würden uns zu weit führen. Sie finden sich in einer kürzlich veröffentlichten Arbeit*. Ich möchte aber noch auf eine offene Frage hindeuten. Gibt es ganze Funktionen endlicher Ordnung μ, für welche

$$l = \overline{\lim_{r \to \infty}} \frac{T(r, f)}{T(r, F)} < 1 ?$$

Es folgt aus Lehrsatz B, daß auf jeden Fall $l \leqq 1$ und aus (6), daß

$$l \geqq 2/(5 + \log^+ \mu).$$

Für Funktionen unendlicher Ordnung besteht dasselbe Problem. Hier wissen wir zwar, daß l unendlich sein kann, nicht aber, ob l kleiner als eins bzw. null sein kann. Die analogen Probleme für meromorphe Funktionen stehen auch noch offen.

---

* On the characteristic of functions meromorphic in the plane and of their integrals. Proc. London Math. Soc. (3) 14 A (1965), 93—128.

Maximal Properties of Hardy Classes[*]

MAURICE HEINS

1. Introduction. We shall be concerned with Hardy classes of analytic functions on the maximal Riemann surface contained in a compact regular analytic bordered Riemann surface. It is a matter of harmless convenience to set the problem in the framework of a symmetric compact Riemann surface. No loss of generality is incurred since we may always pass from the situation of a compact regular analytic bordered Riemann surface with the aid of a Schottky doubling to that of a symmetric compact Riemann surface. We suppose then that S is a compact Riemann surface, that Ω is a region in S whose frontier Γ consists of a finite number of mutually disjoint regular analytic closed Jordan curves, and that there is a univalent anticonformal map of S onto itself which leaves each point of Γ fixed and maps Ω onto $\Omega_e = S - \overline{\Omega}$. We denote GREEN's function for Ω with pole q by g_q. A point $a \in \Omega$ is to be fixed. The class $L_p(\Gamma)$ is introduced relative to the measure

$$\frac{\partial g_a}{\partial n} \, ds,$$

$0 < p \leq +\infty$. For p a positive real number we understand by H_p the class of functions analytic on Ω the pth power of whose moduli admit harmonic majorants. The class H_p is termed the pth *Hardy class* on Ω. When Ω is the unit disk, H_p is just the pth Hardy class as classically defined. We denote by H_∞ the class of functions which are analytic on Ω and bounded. We denote the Fatou limit function of a function f belonging to H_p, $0 < p \leq +\infty$ by f^*. We denote by $(H_p)^*$ the set of the Fatou limit functions of $f \in H_p$. Given H_p by φ we understand the inverse of the map assigning f^* to $f \in H_p$. The map φ is linear and satisfies the Szegö property:

$$\log |f(q)| \leq \frac{1}{2\pi} \int_{\Gamma} \log |f^*| \frac{\partial g_q}{\partial n} \, ds, \, q \in \Omega,$$

for each $f \in H_p$.

* This paper was written while the author was a member of the Forschungs-institut für Mathematik of the Eidgenössische Technische Hochschule. The author wishes to express his thanks for the very generous help afforded him by the Forschungsinstitut für Mathematik.

In the present note we shall be concerned with certain maximal properties enjoyed by Hardy classes relative to the map φ.

2. Our first theorem has an additive character. It states

Theorem I. *Let p be a positive number. Suppose that D is an additive sub-semigroup of $L_p(\Gamma)$ containing $(H_p)^*$ and that there exists a map ψ of D into H_p satisfying the following conditions:* (a) *ψ is additive;* (b) *$\psi|(H_p)^* = \varphi$;* (c) *there exists a non-negative number A such that*

$$\log|\psi(F)(q)| \leq A + \frac{1}{2\pi} \int_{\Gamma} \log|F|\, \frac{\partial g_q}{\partial n}\, ds,$$

$q \in \Omega$, $F \in D$ (generalized Szegö condition); (d) *for each F in the kernel of ψ and each analytic function u on Ω whose modulus possesses limit 1 at each point of Γ the function Fu^* is in the kernel of ψ. Then*

$$D = (H_p)^*.$$

Identification is to be made of members of $L_p(\Gamma)$ which agree p.p. on Γ.

Following the nomenclature of Carathéodory we shall agree to term the u of the theorem *unitary*. We shall denote the meromorphic prolongation of u to S also by u.

Proof of Theorem I. It suffices to show that if F is in the kernel of ψ, then F takes the value 0 p.p. on Γ. To that end, let G be meromorphic on S, analytic at each point of Γ. Applying (d), (b) and (c) to

$$\psi[u^*(F - G|\Gamma)],$$

with u unitary such that uG is analytic at each point of $\overline{\Omega}$, we obtain

$$|u(q)G(q)| \leq \exp\left\{A + \frac{1}{2\pi} \int_{\Gamma} \log|F - G|\Gamma|\, \frac{\partial g_q}{\partial n}\, ds\right\},$$

$q \in \Omega$, and thereupon taking into account the boundary behavior of both sides,

$$\|G|\Gamma\|_p \leq e^A \|F - G|\Gamma\|_p,$$

and hence

$$\|F\|_p \leq 2\,(1 + e^{pA})^{1/p}\|F - G|\Gamma\|_p.$$

Since F may be approximated in the mean of order p by $G|\Gamma$ arbitrarily closely for some admitted G, we conclude that $\|F\|_p = 0$. The theorem follows.

3. Some cognate theorems. In this section we indicate some variants of Theorem I. Let $C(\Gamma)$ denote the class of continuous maps of Γ into the finite complex plane and let CA denote the class of continuous maps of $\overline{\Omega}$ into the finite complex plane which are analytic at each point of Ω. It is easy to see that the counterpart of Theorem I holds when $L_p(\Gamma)$ is replaced by $C(\Gamma)$, $L_\infty(\Gamma)$, $\bigcap_{p>0} L_p(\Gamma)$ respectively and $(H_p)^*$ is replaced by $CA|\Gamma=$ the set of restrictions of the members of CA to Γ, $(H_\infty)^*$, $\bigcap_{p>0} (H_p)^*$ respectively.

The same reasoning applies to the following even more general situation. Let $\mathfrak{A}$ denote an additive sub-semigroup of $\bigcup_{p>0} (H_p)^*$ containing $CA|\Gamma$. Let $\mathfrak{B}$ be an additive sub-semigroup of $\bigcup_{p>0} L_p$. We suppose that the hypotheses of Theorem I hold, mutatis mutandis, the role of $(H_p)^*$ being taken by $\mathfrak{A}$, that of D by $\mathfrak{B}$, that of L_p by $\bigcup_{p>0} L_p$. We see that $\mathfrak{A} = \mathfrak{B}$. It is to be observed that we may even mollify the generalized Szegö condition somewhat by allowing A to be dependent on p. In addition we may replace CA by any subset the quotients of whose members by the $u|\Gamma, u$ unitary, are dense in $L_p(\Gamma)$, for each positive p.

4. Multiplicative hypotheses. The first three situations envisaged in § 3 may appear somewhat more natural when it is realized that conditions (c) and (d) are consequences of hypotheses on ψ assuring a multiplicative character and contraction of the pertinent norm. We prove the following theorem.

Theorem II. *Let D be a set containing $(H_\infty)^*$ (respectively $CA|\Gamma$) and at the same time contained in $\bigcap_{p>0} L_p(\Gamma)$ (respectively $C(\Gamma)$). It is supposed that D is closed with respect to multiplication. Let ψ map D into $\bigcap_{p>0} H_p$ (respectively CA) and fulfill the following conditions:* (i) *the restriction of ψ to $(H_\infty)^*$ (respectively $CA|\Gamma$) is φ of the case in question:* (ii) *ψ preserves multiplication;* (iii) *the inequality*

$$\sup |\psi(F)| \leqq \text{ess. sup.} |F|$$

holds for each $F \in D$. Then ψ satisfies condition (c) *of Theorem I with $A = 0$ (i.e. the strict Szegö condition) and automatically condition* (d) *of Theorem I.*

Proof. We introduce for u real harmonic on Ω the function $\Phi(u)$ assigning to the members of a given 1-dimensional homology basis of Ω the associated periods of the conjugate of u. We let m denote the number of elements in the basis and introduce, as we may, harmonic functions on Ω, say $u_1, \ldots, u_m$, which are the restrictions of functions harmonic at each point of $\bar{\Omega}$ and are such that $\Phi(u_1), \ldots, \Phi(u_m)$ are linearly independent over the real field.

Let ε be a positive constant and let G belong to $\bigcap_{p>0} L_p(\Gamma)$ (respectively, be real analytic on Γ) and satisfy $G \geqq |F| + \varepsilon$. Let h denote the harmonic function on Ω given by

$$h(q) = \frac{1}{2\pi} \int_{\Gamma} \log G \, \frac{\partial g_q}{\partial n} \, ds.$$

For each positive integer n we define the real numbers $c_k(n)$, $k = 1, \dots, m$, by the condition

$$\Phi\left[\sum_1^m c_k(n) u_k\right] = \Phi(nh) - 2\pi\mu \circ \left[\frac{\Phi(nh)}{2\pi}\right],$$

where μ assigns to x real the largest integer not exceeding x. The coefficients $c_k(n)$ are bounded independently of n. Let w_n denote the analytic function on Ω satisfying

$$\log |w_n| = -nh + \sum_1^m c_k(n) u_k$$

as well as $w_n(a) > 0$. Clearly w_n is bounded, and in the second case is even the restriction to Ω of a function analytic at each point of $\bar{\Omega}$. In this case we shall let w_n denote as well the continuous extension of w_n to $\bar{\Omega}$. The meaning will be clear from context.

By conditions (i) and (ii) we have

$$\psi(F^n w_n^*) = [\psi(F)]^n w_n.$$

From the definition of w_n we see that

$$|[F(s)]^n w_n^*(s)| \leq M, \quad \text{p.p. on } \Gamma,$$

where M is a positive number independent of n. Thanks to condition (iii) we conclude on taking the limit of the nth root of $|\psi(F^n) w_n|$, n tending to $+\infty$, that $\log |\psi(F)| \leq h$, and thereupon taking into account the arbitrariness of ε and G that the exact Szegö condition is fulfilled.

Theorem II now follows.

The observations of §3 and Theorem II lead to

Theorem III. *Let B satisfy $(H_\infty)^* < B < \bigcap_{p>0} (H_p)^*$ and be closed with respect to addition and multiplication. Let D satisfy $B < D < \bigcap_{p>0} L_p$ and be closed with respect to addition and multiplication. It is supposed that ψ satisfies the hypotheses of Theorem II and that, in addition, ψ is additive and coincides with ψ on B. Then $B = D$. A corresponding result holds when $B = CA|\Gamma$ and $D < C(\Gamma)$.*

It is to be noted that the last assertion of the theorem may be concluded with the aid of Wermer's maximal theorem for CA algebras.

Bibliography

[1] Heins, M.: Symmetric Riemann surfaces and boundary problems. Proc. L.M.S. **14**A, 129—143 (1965).

Anwendungen der konformen Abbildung auf isoperimetrische Sätze für Eigenwerte

Joseph Hersch

§ 1. Einleitung

1.1. Wir betrachten eine schwingende Membran mit inhomogener Massenverteilung auf einem ebenen Gebiet G; der Rand $\Gamma = \Gamma_1 \cup \Gamma_2$ der Membran sei längs Γ_1 fest, längs Γ_2 frei; die Massendichte $\varrho(x,y)$ ist gegeben. Das *Eigenwertproblem* lautet:

$$\Delta u + \lambda \varrho(x,y)u = 0 \quad \text{in } G;$$

$$u = 0 \quad \text{längs } \Gamma_1;$$

$$\frac{\partial u}{\partial n} = 0 \quad \text{längs } \Gamma_2.$$

Der kleinste Eigenwert λ_1 ist charakterisiert durch das *Rayleighsche Prinzip:*

$$\lambda_1 = \text{Min}_{v=0 \text{ längs } \Gamma_1} R[v]$$

mit dem Rayleighschen Quotienten

$$R[v] = \frac{D(v)}{\underset{G}{\iint} \varrho v^2 dA};$$

nur stetige und stückweise stetig differenzierbare Funktionen $v(x,y)$ werden zugelassen; $D(v)$ ist das Dirichletsche Integral.

1.2. Der klassische isoperimetrische Satz für schwingende Membranen ist derjenige von Rayleigh-Faber-Krahn [*10, 1, 6*]; er betrifft **homogene Membranen** (sei etwa $\varrho \equiv 1$) **mit festem Rand** ($\Gamma_1 = \Gamma$, Γ_2 leer) und lautet:

Bei gegebenem Flächeninhalt A hat die kreisförmige Membran den tiefsten Grundton; d.h.

$$\lambda_1 A \geqq \pi j_0^2.$$

($j_0 \cong 2,4048$ ist die erste Nullstelle der Besselschen Funktion der Ordnung Null.) — Vermutung von Rayleigh, 1877; Beweise von Faber (1923) und Krahn (1924).

1.3. Auf der konformen Abbildung beruhen isoperimetrische Sätze, welche *obere* Schranken für Eigenwerte liefern.

Die isoperimetrische Ungleichung von Pólya *und* Szegö *[9] betrifft wiederum* homogene Membranen ($\varrho \equiv 1$) *mit festem Rand.*

Sei $\dot{r}(G)$ der maximale konforme Radius des Jordan-Gebietes G, auf welchem die Membran liegt. Der isoperimetrische Satz lautet:

Bei gegebenem $\dot{r}$ *hat die kreisförmige Membran den höchsten Grundton;* d.h.

$$\lambda_1 \dot{r}^2 \leqq \dot{j}_0^2.$$

Der Beweis sei kurz skizziert: Das gegebene Gebiet $G = G_z$ liege in der komplexen z-Ebene; sei a ein beliebiger Punkt in G_z; sei $\zeta(z)$ die *in a normierte* konforme Abbildung des Gebietes G_z auf den Kreis K_ζ: $|\zeta| < r_a(G)$; $\zeta(a) = 0$, $\zeta'(a) = 1$. Die erste Eigenfunktion $f(\zeta)$ der kreisförmigen Membran wird in das Gebiet G_z verpflanzt: $F(z) = f(\zeta(z))$; *das Dirichletsche Integral ist bei ,,konformer Verpflanzung" invariant:* $D(F) = D(f)$; man beweist (darin liegt die einzige Schwierigkeit)

$$\iint\limits_{G_z} F^2 dA_z \geqq \iint\limits_{K_\zeta} f^2 dA_\zeta;$$

dann folgt nach dem Rayleighschen Prinzip

$$\lambda_1^{G_z} \leqq R[F] = \frac{D(F)}{\iint\limits_{G_z} F^2 dA_z} \leqq \frac{D(f)}{\iint\limits_{K_\zeta} f^2 dA_\zeta} = R[f] = \lambda_1^{K_\zeta} = \frac{\dot{j}_0^2}{r_a(G_z)^2};$$

durch geeignete Wahl des Punktes a erreicht man $r_a(G) = \dot{r}(G)$.

1.4. Eine Erweiterung dieses Satzes verdanken wir Pólya und Schiffer ([*8*], p. 306):

Für jedes $n = 1, 2, 3, \ldots$ *hat der Ausdruck*

$$\left(\frac{1}{\lambda_1} + \frac{1}{\lambda_2} + \cdots + \frac{1}{\lambda_n}\right) \frac{1}{\dot{r}^2}$$

beim Kreis seinen kleinsten Wert.

1.5. Pólya [*7*] hat eine andere Erweiterung des Satzes 1.3 gegeben, welche *höhere Eigenwerte* von *symmetrischen* Membranen betrifft. Je höher die geforderte Symmetrie der zugelassenen Gebiete, desto zahlreicher die Indizes $k = 1, 2, \ldots, n$, für welche der isoperimetrische Satz gilt:

$$\lambda_k \dot{r}^2 \text{ hat beim Kreis seinen größten Wert.}$$

Ähnliche Sätze hat Pólya [*7*] auch für die ,,freie Membran" ($\Gamma_2 = \Gamma$, Γ_1 leer) bewiesen.

Diese Arbeit von Pólya hat die hier vorzulegenden Überlegungen inspiriert.

1.6. Der Grundton μ_1 einer *freien Membran* ist immer Null; für *freie homogene* Membranen hat SZEGÖ [*11*] mit Hilfe der konformen Abbildung bewiesen:

Bei gegebenem Flächeninhalt A hat die (freie) *kreisförmige Membran den höchsten zweiten Eigenwert μ_2.*

WEINBERGER [*12*] hat übrigens diesen Satz auch ohne konforme Abbildung bewiesen und ihn dadurch auf mehrfach zusammenhängende Gebiete sowie auf höhere Dimensionen verallgemeinert.

Für einige Ergänzungen zu den in 1.5 und 1.6 erwähnten Sätzen, s. auch [*5*].

1.7. In allen in 1.3 bis 1.6 erwähnten Beweisen werden Eigenfunktionen der kreisförmigen Membran K mit Hilfe der konformen Abbildung in das gegebene Gebiet G verpflanzt; auf die verpflanzten Funktionen wendet man das Rayleighsche Prinzip zum Gebiet G an. *Wesentlich ist dabei die konforme Invarianz des Dirichletschen Integrals.* — Als einzige Schwierigkeit bleibt die Abschätzung des Integrals im Nenner des Rayleighschen Quotienten. *Bei den folgenden isoperimetrischen Sätzen wird aber diese Abschätzung trivial.*

§ 2. Isoperimetrische Ungleichungen für inhomogene Membranen auf einem „Vierseit" [*3*]

2.1. Man kennt genau die Eigenwerte und Eigenfunktionen nicht nur des Kreises, sondern insbesondere auch aller Rechtecke. Durch Verpflanzung werden wir obere Schranken erhalten für Eigenwerte konformer Bilder von Rechtecken: dies sind sog. „Vierseite".

Ein „*Vierseit*" (in der Ebene oder auf einer Riemannschen Fläche) ist ein *Jordan-Gebiet mit vier ausgezeichneten Randpunkten* (den „Eckpunkten").

Gegeben sei ein Vierseit $Q=Q_z$ mit den „Eckpunkten" A,B,C,D; man kann es durch eine Funktion $\zeta(z)$ konform auf ein Rechteck $R_\zeta(\tilde{A},\tilde{B},\tilde{C},\tilde{D})$ abbilden mit $\tilde{A}=0$, $\tilde{B}=a$, $\tilde{C}=a+ib$, $\tilde{D}=ib$. Der *Modul* $\mu=\mu_{\widehat{AB},\widehat{CD}}$ von Q_z ist gleich b/a.

2.2 Auf Q_z betrachten wir eine Membran mit *inhomogener* Massenverteilung: Massendichte $\varrho(x,y)$; totale Masse $M=\iint_{Q_z}\varrho\,dA_z$. Sei $\lambda_{\widehat{AB}}$ der erste Eigenwert dieser Membran, wenn ihr Rand längs des Bogens $\widehat{AB}$ fest, längs $\widehat{BCDA}$ frei ist.

Die *homogene* Membran auf R_ζ ($\zeta=\xi+i\eta$) mit längs $\tilde{A}\tilde{B}$ festem, sonst freiem Rand hat die erste Eigenfunktion $\tilde{u}_{\widehat{AB}}=\sin\dfrac{\pi\eta}{2b}$; diejenige mit längs $\widetilde{CD}$ festem Rand, $\tilde{u}_{\widehat{CD}}=\cos\dfrac{\pi\eta}{2b}$. Wir verpflanzen diese beiden

Funktionen von R_ζ auf Q_z:

$$v_{AB}(z) = \tilde{u}_{\widetilde{AB}}\big(\zeta(z)\big) \quad \text{und} \quad v_{CD}(z) = \tilde{u}_{\widetilde{CD}}\big(\zeta(z)\big);$$

diese Funktionen sind zulässig für das Rayleighsche Prinzip zu $\lambda_{\widetilde{AB}}$, bzw. zu $\lambda_{\widetilde{CD}}$. Wir haben

$$v_{AB}^2 + v_{CD}^2 = \sin^2\frac{\pi\eta}{2b} + \cos^2\frac{\pi\eta}{2b} \equiv 1;$$

wegen der konformen Invarianz des Dirichletschen Integrals gilt

$$D(v_{AB}) = D(\tilde{u}_{\widetilde{AB}}) = \frac{\pi^2}{4b^2}\,\frac{ab}{2} = \frac{\pi^2}{8\mu} = D(\tilde{u}_{\widetilde{CD}}) = D(v_{CD}).$$

Jetzt wenden wir zweimal das Rayleighsche Prinzip an:

$$\lambda_{\widetilde{AB}} \leqq R[v_{AB}],$$
$$\lambda_{\widetilde{CD}} \leqq R[v_{CD}],$$

also

$$\frac{1}{\lambda_{\widetilde{AB}}} + \frac{1}{\lambda_{\widetilde{CD}}} \geqq \frac{\iint\limits_{Q_z}\varrho\,v_{AB}^2\,dA_z}{D(v_{AB})} + \frac{\iint\limits_{Q_z}\varrho\,v_{CD}^2\,dA_z}{D(v_{CD})} = \frac{M}{\dfrac{\pi^2}{8\mu}} = \frac{8\mu M}{\pi^2}.$$

Wir erhalten also die Ungleichung

$$\left(\frac{1}{\lambda_{\widetilde{AB}}} + \frac{1}{\lambda_{\widetilde{CD}}}\right)\frac{1}{M} \geqq \frac{8}{\pi^2}\,\mu; \tag{1}$$

Gleichheit gilt bei allen rechteckigen homogenen Membranen (und sogar bei jedem Vierseit mit geeigneter Massenverteilung): die Ungleichung ist also *isoperimetrisch*, und zwar für jeden Modul μ.

2.3. Betrachten wir jetzt dieselbe inhomogene Membran auf dem Vierseit Q_z, deren Rand aber längs *zweier* benachbarter „Seiten", etwa $\widehat{AB}$ und $\widehat{BC}$, befestigt, sonst frei ist. Sei $\lambda_{\widehat{ABC}}$ ihr erster Eigenwert.

In R_ζ betrachten wir folgende Eigenfunktionen:

$$\tilde{u}_{\widetilde{ABC}} = \cos\frac{\pi\xi}{2a}\sin\frac{\pi\eta}{2b}; \quad \text{verpflanzte Funktion:} \quad v_{ABC}(z) = \tilde{u}_{\widetilde{ABC}}\big(\zeta(z)\big);$$

$$\tilde{u}_{\widetilde{BCD}} = \cos\frac{\pi\xi}{2a}\cos\frac{\pi\eta}{2b}; \qquad\qquad\qquad\qquad v_{BCD}(z) = \tilde{u}_{\widetilde{BCD}}\big(\zeta(z)\big);$$

$$\tilde{u}_{\widetilde{CDA}} = \sin\frac{\pi\xi}{2a}\cos\frac{\pi\eta}{2b}; \qquad\qquad\qquad\qquad v_{CDA}(z) = \tilde{u}_{\widetilde{CDA}}\big(\zeta(z)\big);$$

$$\tilde{u}_{\widetilde{DAB}} = \sin\frac{\pi\xi}{2a}\sin\frac{\pi\eta}{2b}; \qquad\qquad\qquad\qquad v_{DAB}(z) = \tilde{u}_{\widetilde{DAB}}\big(\zeta(z)\big);$$

$$v_{ABC}^2 + v_{BCD}^2 + v_{CDA}^2 + v_{DAB}^2 = \tilde{u}_{\widetilde{ABC}}^2 + \tilde{u}_{\widetilde{BCD}}^2 + \tilde{u}_{\widetilde{CDA}}^2 + \tilde{u}_{\widetilde{DAB}}^2 \equiv 1.$$

Vegen der konformen Invarianz des Dirichletschen Integrals haben wir
ieder:

$$D(v_{ABC}) = D(v_{BCD}) = D(v_{CDA}) = D(v_{DAB}) = D(\tilde{u}_{\tilde{A}\tilde{B}\tilde{C}})$$

$$= \frac{\pi^2}{4}\left(\frac{1}{a^2} + \frac{1}{b^2}\right)\frac{ab}{4} = \frac{\pi^2}{16}\left(\mu + \frac{1}{\mu}\right).$$

Nach dem Rayleighschen Prinzip (viermal angewendet) ist also

$$\frac{1}{\lambda_{\widehat{ABC}}} + \frac{1}{\lambda_{\widehat{BCD}}} + \frac{1}{\lambda_{\widehat{CDA}}} + \frac{1}{\lambda_{\widehat{DAB}}}$$

$$\geq \frac{\iint\limits_{Q_z} \varrho\,(v^2_{ABC} + v^2_{BCD} + v^2_{CDA} + v^2_{DAB})\,dA_z}{\dfrac{\pi^2}{16}\left(\mu + \dfrac{1}{\mu}\right)} = \frac{M}{\dfrac{\pi^2}{16}\left(\mu + \dfrac{1}{\mu}\right)};$$

$$\left(\frac{1}{\lambda_{\widehat{ABC}}} + \frac{1}{\lambda_{\widehat{BCD}}} + \frac{1}{\lambda_{\widehat{CDA}}} + \frac{1}{\lambda_{\widehat{DAB}}}\right)\frac{1}{M} \geq \frac{16}{\pi^2\left(\mu + \dfrac{1}{\mu}\right)}. \tag{2}$$

Gleichheit gilt wieder bei allen homogenen rechteckigen Membranen:
auch diese Ungleichung ist für jeden Modul μ isoperimetrisch.

§ 3. Zweifach zusammenhängendes Gebiet

3.1. Sei jetzt D_z ein zweifach zusammenhängendes Gebiet mit den
Randkurven Γ und γ. Der *Modul* μ von D_z kann entweder durch eine
konforme Abbildung auf einen Kreisring mit Radien 1 und R normiert
werden: $\mu = \frac{1}{2\pi}\ln R$; oder äquivalent durch eine konforme Abbildung
$\tilde{P}(z)$ auf einen geraden Kreiszylinder $\tilde{K}$ mit Radius a und Höhe h:
$\mu = \frac{h}{2\pi a}$. — Wir werden Eigenfunktionen von $\tilde{K}$ auf das Gebiet D_z
verpflanzen und mit Hilfe des Rayleighschen Prinzips obere Schranken
für Eigenwerte von D_z gewinnen.

Der Kreiszylinder $\tilde{K}$ sei gegeben durch $\tilde{x}^2 + \tilde{y}^2 = a^2$, $0 < \tilde{z} < h$ ($\tilde{x}, \tilde{y}, \tilde{z}$
sind die Koordinaten von $\tilde{P}$). Das Bild $\tilde{\gamma}$ von γ sei der Kreis $\tilde{z} = 0$,
dasjenige $\tilde{\Gamma}$ von Γ der Kreis $\tilde{z} = h$.

3.2. Seien wieder $\varrho(z)$ die in D_z gegebene spezifische Masse der
Membran und $M = \iint\limits_{D_z} \varrho\,dA_z$ die totale Masse. — Sei λ_Γ der erste
Eigenwert der längs Γ festen, längs γ freien Membran; ebenso sei λ_γ
definiert.

In $\tilde{K}$ haben wir die entsprechenden ersten Eigenfunktionen
$\tilde{u}_{\tilde{\Gamma}}(\tilde{P}) = \cos\frac{\pi\tilde{z}}{2h}$ bzw. $\tilde{u}_{\tilde{\gamma}}(\tilde{P}) = \sin\frac{\pi\tilde{z}}{2h}$; wir verpflanzen sie auf D_z:

$$v_\Gamma(z) = \tilde{u}_{\tilde{\Gamma}}(\tilde{P}(z)) \quad \text{und} \quad v_\gamma(z) = \tilde{u}_{\tilde{\gamma}}(\tilde{P}(z)); \qquad v^2_\Gamma(z) + v^2_\gamma(z) \equiv 1;$$

$$D(v_\Gamma) = D(\tilde{u}_{\tilde{\Gamma}}) = \frac{\pi^2}{4h^2}\cdot\frac{1}{2}\cdot 2\pi\,ah = \frac{\pi^2}{8}\cdot\frac{2\pi a}{h} = \frac{\pi^2}{8\mu} = D(\tilde{u}_{\tilde{\gamma}}) = D(v_\gamma).$$

Jetzt wenden wir das Rayleighsche Prinzip zweimal an:

$$\frac{1}{\lambda_\Gamma} + \frac{1}{\lambda_\gamma} \geqq \frac{\iint\limits_{D_z} \varrho\, v_\Gamma^2\, dA}{D(v_\Gamma)} + \frac{\iint\limits_{D_z} \varrho\, v_\gamma^2\, dA}{D(v_\gamma)} = \frac{\iint\limits_{D_z} \varrho\, dA}{\dfrac{\pi^2}{8\mu}} = \frac{M}{\dfrac{\pi^2}{8\mu}};$$

$$\left(\frac{1}{\lambda_\Gamma} + \frac{1}{\lambda_\gamma}\right) \frac{1}{M} \geqq \frac{8}{\pi^2}\, \mu. \tag{1'}$$

Da Gleichheit für $\widetilde{K}$ gilt, haben wir wieder eine isoperimetrische Ungleichung.

Die Anwendung von (1') auf homogene Membranen auf Kreisringen ergibt unerwartet scharfe Ungleichungen für Wurzeln von transzendenten Gleichungen, in denen Besselsche Funktionen vorkommen.

§ 4. Inhomogene Membran auf einem „Dreiseit" [4]

4.1. Ein „*Dreiseit*" T ist ein *Jordan-Gebiet mit drei ausgezeichneten Randpunkten;* seien a, b, c seine „Seiten".

Analog zu den obigen Überlegungen suchen wir eine untere Schranke für $(\lambda_a^{-1} + \lambda_b^{-1} + \lambda_c^{-1})\, M^{-1}$, wobei λ_a der erste Eigenwert der längs a festen, längs b und c freien Membran ist.

Da alle Dreiseite einander konform äquivalent sind, suchen wir zu diesem Zweck ein Dreiseit $\widetilde{T}$ mit $\tilde{u}_{\tilde{a}}^2 + \tilde{u}_{\tilde{b}}^2 + \tilde{u}_{\tilde{c}}^2 = $ const. — Ein heuristisches Argument zeigt, daß die drei Winkel je 90° betragen sollen, so daß man an das *dreifach rechtwinklige sphärische Dreieck* denkt: $\tilde{x}^2 + \tilde{y}^2 + \tilde{z}^2 = R^2$, $\tilde{x} > 0, \tilde{y} > 0, \tilde{z} > 0$. Dies ist wirklich das gesuchte Gebiet. Seien nämlich $\tilde{a}$ die Seite $\tilde{x} = 0$, $\tilde{b}$ die Seite $\tilde{y} = 0$, $\tilde{c}$ die Seite $\tilde{z} = 0$; man verifiziert leicht $\tilde{u}_{\tilde{a}} = \tilde{x}/R$, $\tilde{u}_{\tilde{b}} = \tilde{y}/R$ und $\tilde{u}_{\tilde{c}} = \tilde{z}/R$ mit

$$\lambda_{\tilde{a}} = \lambda_{\tilde{b}} = \lambda_{\tilde{c}} = 2/R^2; \quad \tilde{u}_{\tilde{a}}^2 + \tilde{u}_{\tilde{b}}^2 + \tilde{u}_{\tilde{c}}^2 \equiv 1; \quad D(\tilde{u}_{\tilde{a}}) = D(\tilde{u}_{\tilde{b}}) = D(\tilde{u}_{\tilde{c}}) = \pi/3.$$

4.2. Gegeben sei eine Membran auf einem Dreiseit $T(a,b,c)$; seien ϱ die Massendichte und $M = \iint\limits_{T} \varrho\, dA$ die totale Masse; die von $\widetilde{T}$ auf T verpflanzten Funktionen v_a, v_b, v_c, sind zulässig für das Rayleighsche Prinzip zu λ_a bzw. λ_b und λ_c; sie erfüllen $v_a^2 + v_b^2 + v_c^2 \equiv 1$ und $D(v_a) = D(v_b) = D(v_c) = \pi/3$; also ist

$$\frac{1}{\lambda_a} + \frac{1}{\lambda_b} + \frac{1}{\lambda_c} \geqq \frac{\iint\limits_{T} \varrho\, v_a^2\, dA}{D(v_a)} + \frac{\iint\limits_{T} \varrho\, v_b^2\, dA}{D(v_b)} + \frac{\iint\limits_{T} \varrho\, v_c^2\, dA}{D(v_c)} = \frac{M}{\pi/3},$$

$$\left(\frac{1}{\lambda_a} + \frac{1}{\lambda_b} + \frac{1}{\lambda_c}\right) \frac{1}{M} \geqq \frac{3}{\pi}. \tag{3}$$

Gleichheit gilt beim homogenen sphärischen Dreieck $\widetilde{T}$, sowie bei jedem Dreieck mit passender Massenverteilung ϱ; Ungleichung (3) ist also ebenfalls isoperimetrisch. — Sie erlaubt mannigfache numerische Anwendungen.

§ 5. Membran auf einem „Zweiseit"

Ein „Zweiseit" ist ein Jordan-Gebiet mit zwei ausgezeichneten Randpunkten; seien a und b seine „Seiten".

Gibt es eine untere Schranke für $(\lambda_a^{-1} + \lambda_b^{-1}) M^{-1}$?

Dies ist *nicht* der Fall, wie die Betrachtung einer homogenen (etwa $\varrho \equiv 1$) rechteckigen Membran mit den Seiten ε^{-1} und ε zeigt, wobei zwei entgegengesetzte Eckpunkte ausgezeichnet sind:

$$M = 1; \quad \lambda_a = \lambda_b = \frac{\pi^2}{4}\left(\varepsilon^2 + \frac{1}{\varepsilon^2}\right)_{\varepsilon \to 0} \to \infty; \quad (\lambda_a^{-1} + \lambda_b^{-1}) M^{-1} \to 0.$$

Anderes Gegenbeispiel: Bei beliebigem Gebiet konzentrieren wir die Massen gegen die beiden ausgezeichneten Randpunkte, dann wird (mit konstanter Gesamtmasse M) $\lambda_a \to \infty$ und $\lambda_b \to \infty$.

Woran scheitert hier unsere Beweismethode? — Es gibt *kein* Zweiseit mit $\tilde{u}_a^2 + \tilde{u}_b^2 = $ const, da diese beiden Eigenfunktionen an den beiden ausgezeichneten Randpunkten verschwinden müssen.

§ 6. Ergänzungen:
Erweiterung auf eine Summe von reziproken Eigenwerten

Analog zur Erweiterung von PÓLYA-SCHIFFER (s. 1.4) für den Satz von PÓLYA-SZEGÖ (1.3) lassen sich obige Sätze erweitern, insbesondere:

6.1. *Erweiterung des isoperimetrischen Satzes 2.3:*

Schreiben wir $\sigma_n \equiv \dfrac{1}{\lambda_1} + \dfrac{1}{\lambda_2} + \cdots + \dfrac{1}{\lambda_n}$, dann gilt:

Von allen (inhomogenen) Membranen auf Vierseiten Q von gegebenem Modul μ ergibt die homogene rechteckige Membran den kleinsten Wert der Summe

$$\left(\sigma_{n_{\widehat{ABC}}} + \sigma_{n_{\widehat{BCD}}} + \sigma_{n_{\widehat{CDA}}} + \sigma_{n_{\widehat{DAB}}}\right)\frac{1}{M}$$

$(n = 1, 2, 3, \ldots;$ für $n = 1$ haben wir wieder die isoperimetrische Ungleichung (2)).

Der Beweis beruht auf einer variationellen Charakterisierung der Summe σ_n [2]:

Sei L_n ein n-dimensionaler linearer Raum von zulässigen Funktionen, aufgespannt von $v_1, v_2, \ldots, v_n$, welche in der „Dirichletschen Metrik" orthogonal seien: $D(v_i, v_j) \equiv \iint \operatorname{grad} v_i \cdot \operatorname{grad} v_j \, dA = 0$ für $i \neq j$; dann definieren wir als „inverse Rayleighsche Spur"

$$\mathrm{TRinv}\,[L_n] = \sum_{i=1}^{n} \{R\,[v_i]\}^{-1}.$$

Diese Definition ist unabhängig von der Wahl der Funktionen $v_1, \ldots, v_n$ in L_n. — *Es gilt* $\sigma_n = \mathrm{Max}_{L_n} \mathrm{TRinv}\,[L_n]$.

Nun sei $\tilde{u}_{i_{\tilde{A}\tilde{B}\tilde{C}\tilde{D}}}$ (vgl. 2.3) die i-te Eigenfunktion der rechteckigen homogenen Membran $\tilde{A}\,\tilde{B}\,\tilde{C}\,\tilde{D}$ mit derselben Gesamtmasse M und längs $\tilde{A}\tilde{B}$ und $\tilde{B}\tilde{C}$ festem, sonst freiem Rand. Wieder haben wir

$$\tilde{u}^2_{i_{\tilde{A}\tilde{B}\tilde{C}\tilde{D}}} + \tilde{u}^2_{i_{\tilde{B}\tilde{C}\tilde{D}\tilde{A}}} + \tilde{u}^2_{i_{\tilde{C}\tilde{D}\tilde{A}\tilde{B}}} + \tilde{u}^2_{i_{\tilde{D}\tilde{A}\tilde{B}\tilde{C}}} \equiv 1;$$

bezeichnen wir wieder mit $v_{i_{ABC}}(z), \ldots$ die verpflanzten Funktionen im Vierseit Q, so folgt $D(v_{i_{ABC}}, v_{j_{ABC}}) = D(\tilde{u}_{i_{\tilde{A}\tilde{B}\tilde{C}\tilde{D}}}, \tilde{u}_{j_{\tilde{A}\tilde{B}\tilde{C}\tilde{D}}}) = 0$ usw. für $i \neq j$, sowie $D(v_{i_{ABC}}) = D(\tilde{u}_{i_{\tilde{A}\tilde{B}\tilde{C}\tilde{D}}}) = D(\tilde{u}_{i_{\tilde{B}\tilde{C}\tilde{D}\tilde{A}}}) = D(v_{i_{BCD}})$ usw., also

$$\sigma_{n_{\widehat{ABC}}} \geqq \mathrm{TRinv}\,[L(v_{1_{ABC}}, \ldots, v_{n_{ABC}})]$$

und

$$\sigma_{n_{\widehat{ABC}}} + \sigma_{n_{\widehat{BCD}}} + \sigma_{n_{\widehat{CDA}}} + \sigma_{n_{\widehat{DAB}}} \geqq \frac{M}{D(\tilde{u}_{1_{\tilde{A}\tilde{B}\tilde{C}}})} + \cdots + \frac{M}{D(\tilde{u}_{n_{\tilde{A}\tilde{B}\tilde{C}}})}$$

$$= \frac{4}{\lambda^{(\zeta)}_{1_{\tilde{A}\tilde{B}\tilde{C}}}} + \cdots + \frac{4}{\lambda^{(\zeta)}_{n_{\tilde{A}\tilde{B}\tilde{C}}}} = 4\sigma^{(\zeta)}_{n_{\tilde{A}\tilde{B}\tilde{C}}} = \sigma^{(\zeta)}_{n_{\tilde{A}\tilde{B}\tilde{C}}} + \sigma^{(\zeta)}_{n_{\tilde{B}\tilde{C}\tilde{D}}} + \sigma^{(\zeta)}_{n_{\tilde{C}\tilde{D}\tilde{A}}} + \sigma^{(\zeta)}_{n_{\tilde{D}\tilde{A}\tilde{B}}},$$

q.e.d.

6.2. *Erweiterung des isoperimetrischen Satzes 3.2:*

Ähnlich beweist man: Von allen zweifach zusammenhängenden (inhomogenen) Membranen mit Modul μ ergibt der homogene gerade Zylinder (oder das Rechteck mit zwei identifizierten Gegenseiten) den kleinsten Wert von

$$\left(\sigma_{n_\Gamma} + \sigma_{n_\gamma}\right)\frac{1}{M}.$$

6.3. *Das eindimensionale Analogon:*

Betrachten wir eine inhomogene schwingende Saite längs $0 \leqq x \leqq a$ mit spezifischer Masse $\varrho(x)$ und Gesamtmasse $M = \int\limits_0^a \varrho\, dx$; die Differentialgleichung lautet $u'' + \lambda \varrho(x)u = 0$. Seien $\lambda_1^{(0)} < \lambda_2^{(0)} < \lambda_3^{(0)} < \cdots$ die Eigenwerte dieser Saite, wenn ihr linker Endpunkt 0 fest, ihr rechter Endpunkt a frei ist; entsprechend definieren wir $\lambda_1^{(a)}, \lambda_2^{(a)}, \ldots$.

Nach dem Rayleighschen Prinzip ist

$$\frac{1}{\lambda_1^{(0)}} + \frac{1}{\lambda_1^{(a)}} \geqq \frac{1}{R\left[\sin\dfrac{\pi x}{2a}\right]} + \frac{1}{R\left[\cos\dfrac{\pi x}{2a}\right]}$$

$$= \frac{\displaystyle\int_0^a \varrho \sin^2\left(\frac{\pi x}{2a}\right)dx + \int_0^a \varrho \cos^2\left(\frac{\pi x}{2a}\right)dx}{\left(\dfrac{\pi}{2a}\right)^2 \dfrac{a}{2}} = \frac{8a}{\pi^2}M$$

mit Gleichheit bei der homogenen Saite ($\varrho = \mathrm{const}$):

Die homogene Saite realisiert das Minimum $\dfrac{8}{\pi^2}$ von $\left(\dfrac{1}{\lambda_1^{(0)}} + \dfrac{1}{\lambda_1^{(a)}}\right)\dfrac{1}{Ma}$.

Analog zu 6.1 beweist man allgemeiner: Die homogene Saite realisiert das Minimum

$$\frac{8}{\pi^2}\left(1 + \frac{1}{3^2} + \cdots + \frac{1}{(2n-1^2)}\right) \quad \text{von} \quad (\sigma_n^{(0)} + \sigma_n^{(a)})\frac{1}{Ma},$$

d.h.

$$(\sigma_n^{(0)} + \sigma_n^{(a)})\frac{1}{Ma} \geq \frac{8}{\pi^2}\left(1 + \frac{1}{3^2} + \cdots + \frac{1}{(2n-1)^2}\right).$$

Für $n = \infty$ *gilt sogar bei jeder Massenverteilung* $\varrho(x)$ *Gleichheit* (die rechte Seite wird gleich 1). Dies sehen wir so ein: Bekanntlich gilt

$$\sigma_\infty^{(0)} = \sum_{m=1}^\infty \frac{1}{\lambda_m} = \int\limits_0^a \varrho(x)g_0(x,x)\,dx,$$

wobei die Greensche Funktion $g_0(x,\xi)$ so definiert ist:

$$g_{0xx}(x,\xi) = -\delta_\xi; \quad g_0(0,\xi) = 0; \quad g_{0x}(a,\xi) = 0;$$

es ist

$$g_0(x,\xi) = \begin{cases} x & \text{für} \quad 0 \leq x \leq \xi \leq a \\ \xi & \text{für} \quad 0 \leq \xi \leq x \leq a; \end{cases}$$

ebenso:

$$\sigma_\infty^{(a)} = \int\limits_0^a \varrho(x)g_a(x,x)\,dx$$

mit

$$g_{axx}(x,\xi) = -\delta_\xi; \quad g_{ax}(0,\xi) = 0; \quad g_a(a,\xi) = 0;$$

$$g_a(x,\xi) = \begin{cases} a-\xi & \text{für} \quad 0 \leq x \leq \xi \leq a \\ a-x & \text{für} \quad 0 \leq \xi \leq x \leq a; \end{cases}$$

wir haben $g_0(\xi,\xi) = \xi$ und $g_a(\xi,\xi) = a-\xi$; also $g_0(\xi,\xi) + g_a(\xi,\xi) \equiv a$.

$$\sigma_\infty^{(0)} + \sigma_\infty^{(a)} = \int\limits_0^a \varrho(x)\left[g_0(x,x) + g_a(x,x)\right]dx = a\int\limits_0^a \varrho(x)\,dx = Ma;$$

$$(\sigma_\infty^{(0)} + \sigma_\infty^{(a)})\frac{1}{Ma} = 1,$$

q.e.d.

Beispiel. Ist die ganze Masse M in einem Punkt ξ konzentriert: $\varrho(x) = M\,\delta(x-\xi) = M\,\delta_\xi$, dann ist

$$u_1^{(0)}(x) = g_0(x,\xi) \quad \text{und} \quad \lambda_1^{(0)} = \frac{1}{Mg_0(\xi,\xi)} = \frac{1}{M\xi};$$

$$\lambda_2^{(0)} = \lambda_3^{(0)} = \cdots = +\infty;$$

$$u_1^{(a)}(x) = g_a(x,\xi) \quad \text{und} \quad \lambda_1^{(a)} = \frac{1}{Mg_a(\xi,\xi)} = \frac{1}{M(a-\xi)};$$

$$\lambda_2^{(a)} = \lambda_3^{(a)} = \cdots = +\infty;$$

$$(\sigma_\infty^{(0)} + \sigma_\infty^{(a)})\frac{1}{Ma} = \left(\frac{1}{\lambda_1^{(0)}} + \frac{1}{\lambda_1^{(a)}}\right)\frac{1}{Ma} = [M\xi + M(a-\xi)]\frac{1}{Ma} = 1.$$

Literatur

[1] Faber, G.: Beweis, daß unter allen homogenen Membranen von gleicher Fläche und gleicher Spannung die kreisförmige den tiefsten Grundton gibt. S.-B. bayer. Akad. Wiss. **1923**, 169—172.

[2] Hersch, J.: Caractérisation variationnelle d'une somme de valeurs propres consécutives; généralisation d'inégalités de Pólya-Schiffer et de Weyl. C.R. Acad. Sci. Paris **252**, 1714 (1961).

[3] — Deux propriétés isopérimétriques des membranes homogènes rectangulaires. C.R. Acad. Sci. Paris **261**, 2299 (1965).

[4] — Une inégalité isopérimétrique pour les membranes vibrantes sur un «trilatère». C.R. Acad. Sci. Paris **261**, 2443 (1965).

[5] — On symmetric membranes and conformal radius: some complements to Pólya's and Szegö's inequalities. Arch. Rat. Mech. Anal. **20**, 378—390 (1965).

[6] Krahn, E.: Über eine von Rayleigh formulierte Minimaleigenschaft des Kreises. Math. Ann. **94**, 97—100 (1924).

[7] Pólya, G.: On the characteristic frequencies of a symmetric membrane. Math. Z. **63**, 331—337 (1955).

[8] —, and M. Schiffer: Convexity of functionals by transplantation. J. d'Anal. Math. **3** (2e partie), 245—345 (1953/54).

[9] —, and G. Szegö: Isoperimetric inequalities in mathematical physics. Princeton: University Press 1951.

[10] Lord Rayleigh: The theory of sound. London 1894/96.

[11] Szegö, G.: Inequalities for certain eigenvalues of a membrane of given area. J. Rat. Mech. Anal. **3**, 343—356 (1954).

[12] Weinberger, H. F.: An isoperimetric inequality for the N-dimensional free membrane problem. J. Rat. Mech. Anal. **5**, 633—636 (1956).

E. T. H., Zürich

Über die Darstellung vollständiger offener Flächen durch konforme Metriken

Alfred Huber

Bekanntlich kann jede genügend reguläre zweidimensionale Riemannsche Mannigfaltigkeit (abstrakte Fläche) M im Kleinen konform in die Ebene abgebildet werden. Es existieren also lokale isotherme Parameter (x,y), in welchen das Linienelement die Form

$$ds^2 = e^{2u(x,y)}(dx^2 + dy^2) = e^{2u(z)}|dz|^2 \tag{1}$$

$(z = x + iy)$ annimmt.

Im allgemeinen ist eine solche Darstellung des Bogenelementes nur im Kleinen möglich, denn nicht jede Fläche M läßt eine globale konforme Abbildung in die Ebene zu. Da aber demselben Gebiet auf M zugeordnete isotherme Parameterbereiche konform oder antikonform zusammenhängen, gilt: *Jede (offene oder geschlossene) orientierbare abstrakte Fläche kann erzeugt werden durch ein auf einer Riemannschen Fläche definiertes, konform invariantes Linienelement $e^{u(z)}|dz|$.* (z bezeichnet hier eine Ortsuniformisierende).

Die Gaußsche Krümmung K der durch (1) definierten Metrik berechnet sich nach der Formel $K = -\Delta u/e^{2u}$. Es ist also

$$KdA = -\Delta u\, dx\, dy \quad (\Delta \equiv \partial^2/\partial x^2 + \partial^2/\partial y^2), \tag{2}$$

wobei dA das Flächenelement auf M bezeichnet. Wir definieren

$$C^+ = \int_M K^+ dA \quad \text{und} \quad C^- = \int_M K^- dA,$$

wobei $K^+ = \max(K, 0)$ und $K^- = \max(-K, 0)$. Existiert wenigstens eines dieser Integrale, so ist die Curvatura integra $C = C^+ - C^-$ von M (als endliche Zahl, $+\infty$ oder $-\infty$) definiert.

Der in Beziehung (2) zutage tretende Zusammenhang zwischen Flächentheorie und Theorie des logarithmischen Potentials ermöglicht die Behandlung gewisser differentialgeometrischer Probleme durch funktionentheoretische Methoden. Hier soll kurz über einige Resultate der Flächentheorie im Großen berichtet werden, die sich auf diesem Wege als zugänglich erwiesen haben. Dabei verzichten wir auf eine Wiedergabe der Beweise sowie auf eine ausführliche Schilderung der — sehr schwachen — Regularitätsvoraussetzungen, unter denen sich

3*

diese durchführen lassen. (Der Leser mag etwa annehmen, daß die Funktion $u(z)$ stetige partielle Ableitungen nach den Variablen x und y bis und mit der zweiten Ordnung besitzt.) Es sei hier nur erwähnt, daß die vom potentialtheoretischen Standpunkt aus natürlichste Annahme über $u(z)$ — nämlich die Darstellbarkeit dieser Funktion als Differenz subharmonischer Funktionen — nach einem Resultat von I. G. RESCHETNJAK [18] gerade zur Erfassung der Alexandrowschen Mannigfaltigkeiten beschränkter Krümmung führt. Die hier wiedergegebenen Sätze gelten also für eine große Klasse abstrakter Flächen, welche außer den in der Differentialgeometrie üblicherweise betrachteten z. B. auch die Polyeder enthält.

Den nachstehenden Resultaten liegen gemeinsam zugrunde die Voraussetzungen:

A. *Die Fläche M sei offen, orientierbar* und vollständig***.

B. *Die Curvatura integra C von M existiere, d.h. es sei* $(C^+, C^-) \neq (\infty, \infty)$.

Wir erwähnen zunächst:

I. *Es ist* $C \leqq 2\pi\chi$, *wobei* χ *die Euler-Poincarésche Zahl von M bezeichnet.*

II. *Existiert eine M ausschöpfende Folge kompakter Teilbereiche mit Rändern beschränkter Länge, so ist* $C = 2\pi\chi$.

III. *Besitzt M einen endlichen Flächeninhalt, so ist* $C = 2\pi\chi$.

IV. *Ist* $K \geqq 0$ *außerhalb eines kompakten Teilbereiches von M, so ist der Flächeninhalt von M unendlich.*

V. *Ist* $C > -\infty$, *so ist die M zugrunde liegende Riemannsche Fläche nullberandet***.*

Diese Sätze wurden in [15] mit funktionentheoretischen Methoden bewiesen. Teile dieser Aussagen waren schon früher bekannt, sind jedoch auf anderem Wege hergeleitet worden. So ist insbesondere I ein berühmter Satz von COHN-VOSSEN; neu ist in [15] bei diesem Resultat — außer einer Abschwächung der Regularitätsvoraussetzungen — einzig der von COHN-VOSSEN nicht behandelte Fall $\chi = -\infty$. Satz II war bekannt für analytische Flächen nichtnegativer Krümmung: er folgt in diesem Fall aus Resultaten von COHN-VOSSEN (Satz 6, p. 79 in [5]) und F. FIALA (Th. A und D, pp. 299—300 in [8]). Auch hat COHN-VOSSEN ein etwas spezielleres Resultat für alle Flächen endlichen Zusammenhangs be-

---

* Durch Übergang zur zweiblättrigen Überlagerungsfläche kann man die Sätze I bis IV auch für nichtorientierbare Flächen beweisen.

** Nach der Definition von H. HOPF und W. RINOW [13].

*** Das heißt, sie besitzt keine Greensche Funktion (s. R. NEVANLINNA [17, p. 319]).

wiesen (Satz 7, p. 79 in [5]). Beschränkt man sich auf analytische Flächen nichtnegativer Krümmung, so findet man Satz IV bereits bei FIALA (Satz A, p. 300 in [8]). Schließlich stammt Satz V für den Fall einfach zusammenhängender analytischer Flächen von CH. BLANC und F. FIALA [4].

Kürzlich hat R. FINN [9, 10] diesen Problemkreis neu aufgegriffen und dabei ebenfalls die funktionentheoretische Methode zur Anwendung gebracht. Er beschränkte sich auf Flächen, welche Voraussetzung A und dazu folgende Verschärfung der Bedingung B erfüllen:

Die Gaußsche Krümmung K sei auf M summierbar, d.h. es gelte

$$\int_M |K|\,dA = C^+ + C^- < \infty.$$

Diese Flächen sind nach Satz I von endlichem Zusammenhang, und die ihnen zugrunde liegenden Riemannschen Flächen sind nach Satz V nullberandet. Jedes offene Ende von M kann daher dargestellt werden durch eine konforme Metrik $e^{u(z)}|dz|$, welche die Voraussetzungen des nachstehenden Hilfssatzes befriedigt.

Lemma. *Sei u eine reellwertige Funktion, definiert und zweimal stetig differenzierbar im Gebiet*

$$\Omega = \{z \mid R < |z| < \infty\}, \quad R > 0,$$

mit folgenden Eigenschaften:

(a)
$$\iint_\Omega |\Delta u|\,dx\,dy < \infty;$$

(b)
$$\int_\gamma e^{u(z)}|dz| = \infty$$

für jeden ins Unendliche führenden Weg γ. Dann gilt*

$$\left.\begin{aligned} u(z) &= \frac{1}{2\pi}\iint_\Omega \log\left|1 - \frac{z}{\zeta}\right| \Delta u(\zeta)\,d\xi\,d\eta + C\log|z| + h(z) \\ &\quad (\zeta = \xi + i\eta), \end{aligned}\right\} \tag{3}$$

wobei c eine Konstante und h eine in Ω und im Unendlichen harmonische Funktion bezeichnen.

Man beachte, daß folgender Teil der Behauptung dieses Lemmas sehr leicht zu verifizieren ist: Die Funktion u unterscheidet sich vom ersten Summanden auf der rechten Seite von (3) um eine in Ω harmoni-

---

* Unter einem *in den Punkt z_0 führenden Weg γ* in der komplexen Ebene verstehen wir eine stetige — im Falle $z_0 = \infty$ auf der Riemannschen Kugel stetige — Kurve γ mit folgenden Eigenschaften: 1. γ verbindet z_0 mit einem Punkt $z_1 \neq z_0$; 2. jeder z_0 nicht enthaltende abgeschlossene Teilbogen von γ ist rektifizierbar.

sche Funktion. Dies bleibt sogar richtig, wenn die Voraussetzung (b) gestrichen wird. Die wesentliche Aussage des Lemmas besteht darin, daß bei Gültigkeit von (b) diese Differenzfunktion im Unendlichen entweder logarithmisch singulär oder harmonisch sein muß.

Dieses Resultat wird in [16] durch eine direkte Konstruktion bewiesen. FINN [10] hat seine Gültigkeit vermutet und die Existenz der Darstellung (3) hergeleitet unter der zusätzlichen Annahme, daß die Menge $\{z \mid \Delta u(z) < 0\}$ beschränkt sei. (Dies ist genau dann erfüllt, wenn auf der Fläche M die Gaußsche Krümmung außerhalb eines kompakten Teilbereiches nicht positiv ist.) Dabei bediente er sich einer kurzen indirekten Schlußweise, welche sich jedoch einer Erweiterung auf den allgemeinen Fall zu entziehen scheint.

Die Regularitätsvoraussetzungen können in diesem Lemma noch beträchtlich abgeschwächt werden. An Stelle der Existenz und Stetigkeit aller Ableitungen von u bis und mit der zweiten Ordnung braucht man nur zu fordern, daß u als Differenz subharmonischer Funktionen darstellbar ist. Der Laplaceoperator ist dann im Sinne der Theorie der Distributionen zu verstehen: Δu ist ein Radonsches Maß, von welchem man — in Verallgemeinerung der Bedingung (a) — vorauszusetzen hat, daß seine totale Variation endlich ist. Der potentialtheoretische Aspekt der Aussage wird bei dieser Allgemeinheit besonders deutlich sichtbar. Man erhält daraus leicht folgendes Kriterium für die Hebbarkeit isolierter Singularitäten superharmonischer Funktionen:

Sei $u(z)$ superharmonisch im Gebiete $G = \{z \mid 0 < |z| < R\}$, $R > 0$. Dafür, daß u als superharmonische Funktion in den Punkt 0 hinein fortgesetzt werden kann, sind folgende Bedingungen notwendig und hinreichend:

(a) *die totale Variation des Maßes Δu ist endlich in der Umgebung von 0;*

(b) *es ist*

$$\int\limits_{\gamma} \frac{e^{u(z)}}{|z|} \, |dz| = \infty$$

für jeden in den Punkt 0 führenden Weg γ (Satz 4 in [16]).

Die Darstellung (3) ist FINNs Ausgangspunkt für eine eingehende Untersuchung des Zusammenhangs zwischen konformer und metrischer Struktur der von ihm betrachteten Flächen. Diese führt u.a. auf eine geometrische Interpretation für die Differenz der beiden Seiten der Cohn-Vossenschen Ungleichung.

FINN betrachtet zunächst die Umgebungirgend einer Randkomponente der Fläche M: diese kann dargestellt werden durch eine in einem Gebiet $\Omega = \{z \mid R < |z| < \infty\}$, $R > 0$, definierte konforme Metrik $e^{u(z)} |dz|$, wobei u die Darstellung (3) besitzt. Sei

$$L(r) = \int\limits_{|z|=r} e^u \, |dz|$$

und

$$A(r_0, r) = \iint\limits_{r_0 < |z| < r} e^{2u} dx \, dy \qquad (z = x + iy),$$

wobei $R < r_0 < r < \infty$. FINN beweist, daß $L^2(r)/A(r_0, r)$ für $r \to \infty$ (bei festem r_0) einem endlichen (vom gewählten Parameter z und von r_0 unabhängigen) Limes zustrebt. Es bezeichne $4\pi v_k$ dessen Wert für die Umgebung der k-ten Randkomponente. Dann gilt [9, 10]:

VI. *Es ist $C = 2\pi(\chi - \Sigma v_k)$, wobei die Euler-Poincarésche Zahl von M bezeichnet.*

Betrachten wir nochmals eine Umgebung der k-ten Randkomponente von M, dargestellt durch die in $\Omega = \{z \,|\, R < |z| < \infty\}$, $R > 0$, definierte konforme Metrik $e^{u(z)} |dz|$. Sei $\{\gamma_j\}$, $j = 0, 1, 2, \ldots$, eine Folge von einfach geschlossenen, nicht nullhomotopen Kurven in Ω, deren Innengebiet die Ebene monoton ausschöpfen. Sei

$$L(\gamma_j) = \int\limits_{\gamma_j} e^u \, |dz|$$

und

$$A(\gamma_0, \gamma_j) = \iint\limits_{\omega_j} e^{2u} dx \, dy,$$

wobei ω_j das von den Kurven γ_0 und γ_j berandete Ringgebiet bezeichnet. Ein noch unveröffentlichtes Resultat des Verfassers besagt:

VII. $$\liminf\limits_{j \to \infty} L^2(\gamma_j)/A(\gamma_0, \gamma_j) \geq 4\pi \min(v_k, 1).$$

Diese Ungleichung kann nicht verbessert werden: es existieren stets Kurvenfolgen $\{\gamma_j\}$, für welche die Gleichheit eintritt. Die von FINN [10, p. 4] vermutete Ungleichung

$$\liminf\limits_{j \to \infty} L^2(\gamma_j)/A(\gamma_0, \gamma_j) \geq 4\pi v_k$$

wird damit bestätigt für $v_k \leq 1$. Im Falle $v_k > 1$ ist sie jedoch ungültig.

In diesem Zusammenhang ist auf Resultate hinzuweisen, welche von F. FIALA [8] und P. HARTMAN [11] mit Hilfe der ganz andersartigen Methode der geodätischen Parallelen erzielt worden sind. FIALA erhielt auf diesem Wege VII für den Spezialfall analytischer Flächen nichtnegativer Gaußscher Krümmung. HARTMAN bewies folgendes Resultat für einfach zusammenhängende Flächen summierbarer Gaußscher Krümmung: Seien $\{\gamma_j\}$, $j = 1, 2, 3, \ldots$, die äußeren Komponenten (siehe [11, p. 724]) einer Folge von geodätischen Parallelen zu einer festen geschlossenen Kurve. Wird die Fläche durch die Innengebiete der γ_j

ausgeschöpft, so gilt die zu VI analoge Beziehung

$$\lim_{j \to \infty} L^2(\gamma_j)/A(\gamma_j) = 4\pi - 2C.$$

Dabei bezeichnen $L(\gamma_j)$ die Länge von γ_j und $A(\gamma_j)$ den Flächeninhalt des von γ_j eingeschlossenen Gebietes. Beim Beweise von VII gelangt u. a. die folgende — mit diesen Fragen eng verknüpfte — isoperimetrische Ungleichung zur Anwendung:

VIII. *Sei Γ eine einfach geschlossene Kurve auf M, welche ein kreishomöomorphes Gebiet G einschließt. Dann gilt*

$$L^2/A \geqq 2 \left(2\pi - \iint_G K^+ dA \right).$$

Dabei bezeichnet L die Länge von Γ und A den Flächeninhalt von G.

Dieser Satz ist auf drei wesentlich voneinander verschiedene Arten bewiesen worden: unter Verwendung geodätischer Parallelen (Beweis für analytische Flächen nichtnegativer Krümmung von F. FIALA [8]), mit Hilfe der Methode des Schneidens und Verheftens (A. D. ALEXANDROW [1, p. 514]) und schließlich unter Anwendung der potentialtheoretischen Methode [14]. Der Spezialfall der Flächen nichtpositiver Krümmung wurde auf dem zuletzt erwähnten Wege schon früher von E. F. BECKENBACH und T. RADÓ [2] behandelt*.

Zum Schluß sei auf ein Problem hingewiesen: ALEXANDROW (siehe [1, p. 514]) beweist — unter Verwendung des Begriffs der Mannigfaltigkeit der Krümmung $\leqq K$ — eine allgemeinere isoperimetrische Ungleichung als die oben zitierte. Nun haben sich in letzter Zeit bereits mehrere Autoren (M. HEINS [12] und — im Anschluß an eine Arbeit von A. BEURLING [3] — F. ERIKSSON [6, 7]) eingehend mit der Untersuchung der Darstellung von Mannigfaltigkeiten der Krümmung $\leqq K$ in isothermen Parametersystemen befaßt. Die Frage liegt daher nahe, ob nicht das allgemeine Alexandrowsche Resultat durch eine Betrachtung in der isothermen Parameterebene hergeleitet werden könnte.

Literaturverzeichnis

[1] ALEXANDROW, A. D.: Die innere Geometrie der konvexen Flächen. Berlin: Akademie-Verlag 1955.

[2] BECKENBACH, E. F., and T. RADÓ: Subharmonic functions and surfaces of negative curvature. Trans. Amer. Math. Soc. **35**, 662—674 (1933).

[3] BEURLING, A.: Sur la géométrie métrique des surfaces à courbure totale $\leqq 0$. Meddelanden Lunds Univ. Mat. Sem., Suppl.-Bd. 1952 (Marcel Riesz Anniv. Vol.), 7—11.

[4] BLANC, CH., et F. FIALA: Le type d'une surface et sa courbure totale. Comment. Math. Helv. **14**, 230—233 (1941/42).

---

* m. W. die erste Anwendung der Theorie der subharmonischen Funktionen auf Probleme der Flächentheorie im Großen.

[5] COHN-VOSSEN, S.: Kürzeste Wege und Totalkrümmung auf Flächen. Compositio Math. **2**, 69—133 (1935).

[6] ERIKSSON, F.: An estimate of Fréchet distances on surfaces of bounded curvature. Math. Scand. **4**, 309—327 (1956).

[7] — The relation between two generalizations of the notion "surface of curvature $\leq K$". Math. Scand. **8**, 339—355 (1960).

[8] FIALA, F.: Le problème des isopérimètres sur les surfaces à courbure positive. Comment. Math. Helv. **13**, 293—346 (1940/41).

[9] FINN, R.: On a class of conformal metrics, with application to differential geometry in the large. Comment. Math. Helv. **40**, 1—30 (1965).

[10] — On normal metrics, and a theorem of Cohn-Vossen. Bull. Amer. Math. Soc. **70**, 772—773 (1964).

[11] HARTMAN, P.: Geodesic parallel coordinates in the large. Amer. J. of Math. **86**, 705—727 (1964).

[12] HEINS, M.: On a class of conformal metrics. Nagoya Mathematical J. **21**, 1—60 (1962).

[13] HOPF, H., u. W. RINOW: Über den Begriff der vollständigen differentialgeometrischen Fläche. Comment. Math. Helv. **3**, 209—225 (1931).

[14] HUBER, A.: On the isoperimetric inequality on surfaces of variable Gaussian curvature. Annals of Math. **60**, 237—247 (1954).

[15] — On subharmonic functions and differential geometry in the large. Comment. Math. Helv. **32**, 13—72 (1957).

[16] — Vollständige konforme Metriken und isolierte Singularitäten subharmonischer Funktionen. Comment. Math. Helv. (im Druck).

[17] NEVANLINNA, R.: Uniformisierung. Berlin-Göttingen-Heidelberg: Springer 1953.

[18] RESCHETNJAK, I. G.: Isotherme Koordinaten auf Mannigfaltigkeiten beschränkter Krümmung. [Russisch.] Sibirskii Mat. J. **1**, 88—116, 248—276 (1960).

Über den konformen Modul gewisser Ringgebiete

Heinz Huber

1. Es sei K eine kompakte konvexe Menge in der komplexen Ebene vom Umfang L und Inhalt F; K^p sei die Vereinigung aller offenen Kreisscheiben vom Radius $p > 0$, deren Mittelpunkte in K liegen. Das Ringgebiet $R = K^p - K$ ist konform äquivalent zu einem Kreisring $\{z \mid 1 < |z| < e^\mu\}$, $\mu > 0$. Der konforme Modul μ von R kann bekanntlich auch durch folgende Minimaleigenschaft charakterisiert werden: Es sei Ω die Klasse aller reellen Differentialformen $\omega = a(x, y)\,dx + b(x, y)\,dy$:

$$a, b \in C^1(R), \quad d\omega = 0, \quad \int_\gamma \omega = \pm 1,$$

wobei γ ein Basiszyklus in R ist. Dann gilt:

$$\mu = \inf_{\omega \in \Omega} D[\omega], \quad D[\omega] = 2\pi \iint_R (a^2 + b^2)\,dx\,dy. \tag{1}$$

Pólya und Szegö ([*1*], pp. 14—18) haben gezeigt:

$$\log q \leq \mu \leq q - 1;$$

dabei ist $q = 1 + 2\pi p/L = L'/L$; $L' = L + 2\pi p$ ist die Länge des äußeren Randes von R.

Diese Abschätzung des Moduls von R ist sehr gut für $q \downarrow 1$, aber für $q \to +\infty$ wird die Differenz der beiden Schranken unendlich groß. In der vorliegenden Note soll nun gezeigt werden:

$$\log q \leq \mu \leq \log q + (\delta/2)(1 - q^{-2}); \tag{2}$$

dabei ist $\delta = 1 - 4\pi F/L^2$ das isoperimetrische Defizit von K. Andererseits zeigt man leicht:

$$\lim_{q \to +\infty} (\mu - \log q) = \log(L/2\pi d), \tag{3}$$

wobei d der transfinite Durchmesser von K ist. Somit ergibt sich aus (2):

$$0 \leq \log(L/2\pi d) \leq \delta/2,$$

oder

$$(L/2\pi)\,e^{-\delta/2} \leq d \leq L/2\pi. \tag{4}$$

Die rechte Hälfte dieser Ungleichung ist seit langem bekannt, die linke Hälfte stellt eine Verschärfung eines Satzes von PÓLYA dar: Nach PÓLYA [2] gilt nämlich $d \geqq \sqrt{F/\pi} = (L/2\pi)\sqrt{1-\delta}$; es ist aber $e^{-\delta/2} > \sqrt{1-\delta}$ für $0 < \delta \leqq 1$.

2. Die Menge $\Re = \{K\}$ aller konvexen Kompakta wird ein topologischer Raum, wenn man definiert: K_1 liegt in der ε-Umgebung von K_2 genau dann, wenn sowohl $K_1 \subset K_2^\varepsilon$ als auch $K_2 \subset K_1^\varepsilon$. Umfang und Inhalt von $K \in \Re$ sowie der Modul von $K^p - K$ sind dann stetige Funktionen auf $\Re$. Da die konvexen Kompakta mit zweimal stetig differenzierbarer Randkurve eine dichte Teilmenge von $\Re$ bilden, genügt es also, die Ungleichung (2) für den Fall zu beweisen, daß der Rand C von K eine zweimal stetig differenzierbare Kurve ist. Die konvexe Kurve C besitzt dann eine solche Parameterdarstellung

$$\varphi \to \zeta(\varphi) = x(\varphi) + i\,y(\varphi), \qquad \zeta \in C^2(-\infty, +\infty),$$

daß

$$\zeta(\varphi + 2\pi) = \zeta(\varphi), \tag{5}$$

$$\dot\zeta(\varphi) = \varrho(\varphi)\,e^{i\varphi}, \qquad \varrho > 0, \qquad \varrho \in C^1(-\infty, +\infty), \tag{6}$$

$$\int_0^{2\pi} \varrho(\varphi)\,d\varphi = L. \tag{7}$$

Der Parallelstreifen $P = \{(\varphi, t)\,|-\infty < \varphi < +\infty,\; 0 < t < p\}$ wird durch die Abbildung

$$\Pi: \quad (\varphi, t) \to z = \zeta(\varphi) - i\,e^{i\varphi}t \tag{8}$$

zur universellen Überlagerungsfläche des Ringes R. Die Gruppe der Decktransformationen wird erzeugt von der Translation $(\varphi, t) \to (\varphi + 2\pi, t)$ und besitzt somit den Fundamentalbereich

$$P_0 = \{(\varphi, t)\,|\,0 \leqq \varphi < 2\pi,\; 0 < t < p\}.$$

Aus (6) und (8) ergibt sich sofort

$$|dz|^2 = (\varrho + t)^2(d\varphi)^2 + (dt)^2. \tag{9}$$

3. Zu jeder Differentialform $\omega = a\,dx + b\,dy$ der Klasse Ω gibt es eine Funktion $F \in C^2(P)$ derart, daß

$$\Pi^*\omega = dF; \tag{10}$$

F ist bis auf eine additive Konstante eindeutig bestimmt und erfüllt die Relation $F(\varphi + 2\pi, t) - F(\varphi, t) = \pm 1$. Umgekehrt gibt es zu jeder Funktion $F \in C^2(P)$ mit dieser Eigenschaft genau eine Form $\omega \in \Omega$, derart, daß (10) gilt. Aus (9), (10) folgt sofort

$$D[\omega] = 2\pi \iint_R (a^2 + b^2)\,dx\,dy = 2\pi \iint_{P_0} \{(\varrho + t)^{-1} F_\varphi^2 + (\varrho + t) F_t^2\}\,d\varphi\,dt.$$

Somit folgt aus (1):

$$\mu = \inf_{F \in \mathfrak{F}} \{D_1[F] + D_2[F]\} \tag{11}$$

mit

$$D_1[F] = 2\pi \int\limits_0^p dt \int\limits_0^{2\pi} (\varrho + t)^{-1} F_\varphi^2 \, d\varphi, \tag{12}$$

$$D_2[F] = \int\limits_0^p dt \int\limits_0^{2\pi} (2\pi\varrho + 2\pi t) F_t^2 \, d\varphi, \tag{13}$$

$$\mathfrak{F} = \{F \in C^2(P) \mid F(\varphi + 2\pi, t) - F(\varphi, t) = 1\}. \tag{14}$$

4. Wir setzen $q = 1 + 2\pi p/L = L'/L$; dabei ist $L' = L + 2\pi p$ die Länge des äußeren Randes von R, wie man sofort aus (7) bis (9) entnehmen kann. Wir zeigen jetzt:

$$D_1[F] \geqq \log q \qquad \forall F \in \mathfrak{F}, \tag{15}$$

$$D_1[F] = \log q \leftrightarrow F(\varphi, t) = \left(\int\limits_0^\varphi \varrho(\alpha) \, d\alpha + \varphi t \right) (L + 2\pi t)^{-1} + g(t), \tag{16}$$

$$g \in C^2(0, p).$$

Beweis: a) Für jedes $F \in \mathfrak{F}$ und $t \in (0, p)$ gilt

$$1 = \left(\int\limits_0^{2\pi} F_\varphi(\varphi, t) \, d\varphi \right)^2 \leqq \int\limits_0^{2\pi} (\varrho + t)^{-1} F_\varphi^2 \, d\varphi \cdot \int\limits_0^{2\pi} (\varrho + t) \, d\varphi.$$

Das zweite Integral auf der rechten Seite dieser Ungleichung hat nach (7) den Wert $L + 2\pi t$. Somit folgt

$$\int\limits_0^{2\pi} (\varrho + t)^{-1} F_\varphi^2 \, d\varphi \geqq (L + 2\pi t)^{-1} \qquad \forall F \in \mathfrak{F}, \quad t \in (0, p). \tag{17}$$

Hieraus folgt durch Integration über das Intervall $0 < t < p$ und Multiplikation mit 2π die Behauptung (15).

b) Sei jetzt $F \in \mathfrak{F}$ und $D_1[F] = \log q$, i.e.

$$2\pi \int\limits_0^p \left(\int\limits_0^{2\pi} (\varrho + t)^{-1} F_\varphi^2 \, d\varphi - (L + 2\pi t)^{-1} \right) dt = 0.$$

Daraus folgt wegen (17):

$$\int\limits_0^{2\pi} (\varrho + t)^{-1} F_\varphi^2 \, d\varphi = (L + 2\pi t)^{-1} \qquad \forall t \in (0, p),$$

und somit

$$\int\limits_0^{2\pi} (\varrho + t)^{-1} F_\varphi^2 \, d\varphi \cdot \int\limits_0^{2\pi} (\varrho + t) \, d\varphi = 1 = \left(\int\limits_0^{2\pi} (\varrho + t)^{-\frac{1}{2}} F_\varphi \cdot (\varrho + t)^{\frac{1}{2}} \, d\varphi \right)^2.$$

Dann müssen aber für jedes feste $t \in (0, p)$ die Funktionen $(\varrho + t)^{-\frac{1}{2}} F_\varphi$ und $(\varrho + t)^{\frac{1}{2}}$ linear abhängig sein: $F_\varphi = c(t)(\varrho + t)$. Daraus folgt durch Integration:

$$F(\varphi, t) = c(t) \left(\int_0^\varphi \varrho(\alpha)\, d\alpha + \varphi t \right) + g(t).$$

Hieraus ergibt sich wegen (7):

$$1 = F(\varphi + 2\pi, t) - F(\varphi, t) = c(t)(L + 2\pi t)$$

und somit

$$F(\varphi, t) = \left(\int_0^\varphi \varrho(\alpha)\, d\alpha + \varphi t \right)(L + 2\pi t)^{-1} + g(t), \quad g \in C^2(0, p).$$

Umgekehrt gilt offenbar für jede solche Funktion: $F \in \mathfrak{F}$ und $D_1[F] = \log q$.

5. Da nach (13) $D_2[F] \geq 0 \;\forall\, F \in \mathfrak{F}$, so folgt jetzt aus (11) und (15): $\mu \geq \log q$, womit die erste Hälfte der Ungleichung (2) bewiesen ist. Wir wollen noch zeigen, daß das Gleichheitszeichen nur dann stehen kann, wenn C ein Kreis ist. Bekanntlich besitzt das Minimalproblem (11) eine Extremalfunktion $F^* \in \mathfrak{F}$. Wenn nun $\mu = \log q$, i.e. $D_1[F^*] + D_2[F^*] = \log q$, so folgt wegen (15) und $D_2[F^*] \geq 0$:

$$D_1[F^*] = \log q, \tag{18}$$

$$D_2[F^*] = 0. \tag{19}$$

Aus (18) folgt nach (16)

$$F_t^*(\varphi, t) = \left(L\varphi - 2\pi \int_0^\varphi \varrho(\alpha)\, d\alpha \right)(L + 2\pi t)^{-2} + g'(t). \tag{20}$$

Aus (19) folgt aber $F_t^* = 0$ und somit aus (20):

$$L\varphi - 2\pi \int_0^\varphi \varrho(\alpha)\, d\alpha = 0, \quad \text{i.e.} \quad \varrho = \text{const} = L/2\pi, \qquad \text{q.e.d.}$$

6. Es sei nun

$$\mathfrak{F}_1 = \{ F \in \mathfrak{F} \,|\, D_1[F] = \log q \}.$$

Dann folgt aus (11)

$$\mu \leq \log q + \inf_{F \in \mathfrak{F}_1} D_2[F]. \tag{21}$$

Für $F \in \mathfrak{F}_1$ folgt aber nach (16):

$$F_t(\varphi, t) = \sigma(\varphi)\, l^{-2}(t) + h(t), \tag{22}$$

mit

$$\sigma(\varphi) = L\varphi - 2\pi \int_0^\varphi \varrho(\alpha)\, d\alpha, \quad l(t) = L + 2\pi t \tag{23}$$

und $h = g' \in C^1(0, p)$. Beachtet man noch, daß $2\pi\varrho = L - \dot{\sigma}$, so folgt aus (13) und (22):

$$D_2[F] = \int\limits_0^p dt \int\limits_0^{2\pi} (l - \dot{\sigma})(\sigma^2 l^{-4} + 2\sigma l^{-2} h + h^2)\, d\varphi. \tag{24}$$

Da die Funktion σ wegen (7) die Periode 2π besitzt, so gilt

$$\int\limits_0^{2\pi} \dot{\sigma}\sigma^2 d\varphi = \int\limits_0^{2\pi} \dot{\sigma}\sigma\, d\varphi = \int\limits_0^{2\pi} \dot{\sigma}\, d\varphi = 0.$$

Setzen wir noch

$$2\pi A = \int\limits_0^{2\pi} \sigma^2 d\varphi, \qquad 2\pi B = \int\limits_0^{2\pi} \sigma\, d\varphi, \tag{25}$$

so folgt daher aus (24)

$$D_2[F] = 2\pi A \int\limits_0^p l^{-3} dt + 4\pi B \int\limits_0^p l^{-1} h\, dt + 2\pi \int\limits_0^p l\, h^2 dt$$

$$= 2\pi(A - B^2)\int\limits_0^p l^{-3} dt + 2\pi \int\limits_0^p (l^{\frac{1}{2}} h + B l^{-\frac{3}{2}})^2 dt.$$

Hieraus ersieht man, daß $D_2[F]$ minimal wird für $g' = h = -B l^{-2}$:

$$\inf_{F\in\mathfrak{F}_1} D_2[F] = 2\pi(A - B^2)\int\limits_0^p l^{-3} dt = (1/2L^2)(A - B^2)(1 - q^{-2}).$$

Somit folgt aus (21):

$$\mu \leq \log q + (1/2L^2)(A - B^2)(1 - q^{-2}). \tag{26}$$

7. Die periodische Funktion σ besitzt wegen (25) die Fourierentwicklung

$$\sigma(\varphi) = B + \sum_{k\,\neq\,0} \sigma_k e^{ik\varphi}, \qquad \sigma_k = \bar{\sigma}_k.$$

Die Vollständigkeitsrelation ergibt dann

$$A - B^2 = \sum_{k\,\neq\,0} |\sigma_k|^2 = 2\sum_{k=1}^{\infty} |\sigma_k|^2. \tag{27}$$

Bezeichnen wir andererseits die Fourierkoeffizienten der periodischen Funktion ϱ mit

$$\varrho_k = (2\pi)^{-1}\int\limits_0^{2\pi} \varrho(\varphi) e^{-ik\varphi} d\varphi,$$

so folgt aus (23) für $k \neq 0$

$$\sigma_k = (2\pi)^{-1}\int\limits_0^{2\pi} \sigma(\varphi) e^{-ik\varphi} d\varphi = (2\pi i k)^{-1}\int\limits_0^{2\pi} \dot{\sigma}(\varphi) e^{-ik\varphi} d\varphi$$

$$= -(ik)^{-1}\int\limits_0^{2\pi} \varrho(\varphi) e^{-ik\varphi} d\varphi = -2\pi(ik)^{-1}\varrho_k$$

und somit aus (27)

$$A - B^2 = 8\pi^2 \sum_{k=1}^{\infty} |\varrho_k|^2/k^2 .$$

(28)

Beachtet man, daß wegen (5), (6) $\bar{\varrho}_1 = \varrho_{-1} = 0$, so folgt aus (28)

$$A - B^2 \leqq 8\pi^2 \sum_{k=2}^{\infty} |\varrho_k|^2/(k^2 - 1) .$$

(29)

Nun hat aber HURWITZ ([3], p. 524) gezeigt, daß

$$\sum_{k=2}^{\infty} |\varrho_k|^2/(k^2 - 1) = \delta L^2/8\pi^2, \quad \delta = 1 - 4\pi F/L^2 .$$

Somit folgt aus (26) und (29) die zweite Hälfte der Ungleichung (2).

8. Beweis von (3): Das Komplement $C(K)$ kann durch eine in $C(K)$ holomorphe und schlichte Funktion $f(z) = z + a + bz^{-1} + \cdots$ auf das Äußere des Kreises mit dem Zentrum 0 und dem Radius d abgebildet werden. Durch eine Parallelverschiebung von K kann außerdem erreicht werden, daß

$$f(z) = z + bz^{-1} + \cdots .$$

(30)

Wir wählen jetzt $r_0 > 0$ so, daß

$$K \subset U_{r_0} = \{z| \ |z| < r_0\} .$$

(31)

Sei $c > |b|$; dann gibt es wegen (30) ein solches $r_1 > r_0$, daß

$$|f(z) - z| < c/|z| \quad \text{für} \quad |z| > r_1 .$$

Hieraus folgt aber

$$f(U_r - K) \subset U_{r+c/r} - \bar{U}_d$$

(32)

$$f(U_r - K) \supset U_{r-c/r} - \bar{U}_d \quad \text{für} \quad r > r_1, \quad r - c/r > d .$$

(33)

Aus (31) folgt $K^p \subset U_{r_0+p}$ und somit wegen (32):

$$f(K^p - K) \subset f(U_{r_0+p} - K) \subset U_{r_0+p+c/r_0+p} - \bar{U}_d$$

für alle hinreichend großen p. Daraus folgt aber

$$\mu \leqq \log(r_0 + p + c/r_0 + p) - \log d = \log p - \log d + O(p^{-1}) .$$

(34)

Andererseits folgt aus (31): $K^{2r_0} \supset U_{r_0}$, und daher für $p > 2r_0$:

$$K^p \supset U_{p-r_0} \supset U_{r_0} \supset K .$$

Hieraus folgt wegen (33) für alle hinreichend großen p:

$$f(K^p - K) \supset f(U_{p-r_0} - K) \supset U_{p-r_0-c/p-r_0} - \bar{U}_d$$

und somit

$$\mu \geq \log (p - r_0 - c/p - r_0) - \log d = \log p - \log d + O(p^{-1}). \qquad (35)$$

(34) und (35) ergeben zusammen: $\mu = \log p - \log d + O(p^{-1})$. Nun ist aber $\log q = \log (1 + 2\pi p/L) = \log (2\pi/L) + \log p + O(p^{-1})$, und somit in der Tat $\mu - \log q = \log (L/2\pi d) + O(p^{-1})$.

Literatur

[1] Pólya, G., and G. Szegö: Inequalities for the capacity of a condenser. Amer. J. Math. **67**, 1—32 (1945).
[2] — Beitrag zur Verallgemeinerung des Verzerrungssatzes auf mehrfach zusammenhängende Gebiete I/II, S.-B. preuß. Akad. Wiss. **1928**, 228—232, 280—282.
[3] Hurwitz, A.: Sur quelques applications géométriques des séries de Fourier. Math. Werke, Bd. I, p. 509—554. Basel: Birkhäuser 1932.

Über Probleme, die bei einer Differentialrechnung in topologischen Vektorräumen auftreten

H. H. Keller

1. Differentiation einer Funktion f in einem Punkte a ihres Argument-bereiches bedeutet in der Analysis ganz allgemein gesprochen: Approximation des Funktionszuwachses durch ein *lineares* Funktional des Argumentzuwachses, das Differential $Df(a)h$, d.h.

$$f(a+h) - f(a) = Df(a)h + r(h), \tag{1}$$

wobei vom verbleibenden Rest $r(h)$ verlangt wird, daß er mit h „in höherer Ordnung" als das Differential $Df(a)h$ gegen Null strebt.

So definiert man in der elementaren Analysis die Differenzierbarkeit einer reellen Funktion $f: \mathbf{R} \to \mathbf{R}$ einer reellen Variablen im Punkte $a \in \mathbf{R}$ durch die Existenz einer Zahl $Df(a) \in \mathbf{R}$, der Ableitung von f im Punkte a, für welche die Beziehung (1) besteht, wobei die Funktion $r: \mathbf{R} \to \mathbf{R}$ der Restgliedbedingung

$$\lim_{h \to 0} \frac{r(h)}{h} = 0 \tag{2}$$

genügt; $Df(a)h$ ist dabei das gewöhnliche Produkt der Zahlen $Df(a)$ und h. Auch der klassische Begriff des *totalen Differentials* einer reellen Funktion $f: \mathbf{R}^n \to \mathbf{R}$ von n reellen Variabeln läßt sich bei koordinaten-freier Schreibweise durch die Formel (1) einführen, wobei $Df(a)$ eine reelle Linearform im $\mathbf{R}^n$ ist. Die Restgliedforderung (2) ist in diesem Fall leicht zu modifizieren; verlangt wird jetzt, der vorliegenden Situation entsprechend,

$$\lim_{h \to 0} \frac{r(h)}{\|h\|} = 0; \tag{3}$$

dabei bezeichnet $\|h\|$ eine beliebige Norm in $\mathbf{R}^n$. Nun ist aber ohne weiteres klar, daß diese Definition noch einen Sinn hat für Abbildungen $f: \mathbf{R}^n \to \mathbf{R}^m$, d.h. für Systeme von m reellen Funktionen von n reellen Variabeln, wo m und n beliebige natürliche Zahlen sind.

Diese Formulierung der totalen Differenzierbarkeit einer Abbildung $f: \mathbf{R}^n \to \mathbf{R}^m$ in einem Punkte $a \in \mathbf{R}^n$ stützt sich auf folgende Fakten: 1. die Linearität der Räume $\mathbf{R}^n$ und $\mathbf{R}^m$, 2. die Existenz einer Norm in $\mathbf{R}^n$ und 3. die natürliche Vektorraumtopologie in $\mathbf{R}^m$. Daraus ist ersichtlich, daß die gegebene Definition der Differenzierbarkeit noch anwendbar wäre auf beliebige Abbildungen

$$f: \ E \to F, \tag{4}$$

wo E ein *normierter* und F ein beliebiger *topologischer Vektorraum* ist. Nun ist aber auf folgenden Umstand hinzuweisen: Die Restgliedbedingung (3) zieht in jedem Fall die Stetigkeit der Abbildung $r: E \to F$ im Nullpunkt nach sich, während $Df(a): E \to F$ als lineare Abbildung nicht notwendig stetig ist, es sei denn, daß E endliche Dimension hat. Es erscheint daher sinnvoll, für die Differenzierbarkeit einer Abbildung der Form (4) in einem Punkt $a \in E$ die Existenz einer *stetigen* linearen Abbildung $Df(a)$ von E in F und eines der Bedingung (3) genügenden Restgliedes $r: E \to F$ zu fordern, für welche die Relation (1) identisch in h erfüllt ist.

Falls F ebenfalls als normiert vorausgesetzt wird, ist dies der Fréchet-Nevanlinnasche Differentiationsbegriff. Auf dieser Basis ist es bekanntlich gelungen, eine *Differentialrechnung in Banachräumen* zu entwickeln, die weitgehend den Regeln der klassischen Analysis unterliegt. Man vergleiche dazu [6, 11] und [14].

2. Im Laufe der letzten 30 Jahre hat sich aber die Funktional-analysis weit über die Banachräume hinaus zu einer allgemeinen Theorie der topologischen Vektorräume entwickelt. Dies gilt jedenfalls für die *lineare* Theorie, während die nichtlineare Analysis in diesen allgemeinen Räumen noch in den Anfängen stecken geblieben ist. Es ist der Zweck dieses Vortrages, über einige fundamentale Probleme zu referieren, die bei der Entwicklung einer Differentialrechnung auftreten, sobald der Rahmen der normierten Räume verlassen wird.

Mehrere Differenzierbarkeitsdefinitionen für *Abbildungen zwischen topologischen Vektorräumen* sind bisher vorgeschlagen worden. Man vergleiche dazu etwa [9]. Von diesen reduzieren sich im Fall normierbarer Räume einige auf den Fréchet-Nevanlinnaschen Ansatz. Jedoch treten gewisse charakteristische Schwierigkeiten unabhängig vom speziell gewählten Begriff des Differentials überall auf, sobald man versucht, über Ableitungen erster Ordnung hinaus zu gelangen.

Es bedeutet keine große Einschränkung der Allgemeinheit, anzunehmen, daß die betrachteten topologischen Vektorräume *lokalkonvex* seien. Alsdann können als technische Hilfsmittel die *Seminormen* verwendet werden. In jedem lokalkonvexen Raum E existiert eine Familie $|\ |_\alpha$, $(\alpha \in \Gamma_E)$, von Seminormen, so daß die Mengen

$$U_{\alpha,\varepsilon} = \{x \in E: \ |x|_\alpha \leqq \varepsilon\}$$

eine Nullumgebungsbasis von E bilden, wenn α die Indexmenge Γ_E und ε die positiven Zahlen durchläuft. Das Stetigkeitskriterium für eine *lineare* Abbildung $u: E \to F$ lautet dann bekanntlich:

Zu jedem $\beta \in \Gamma_F$ existieren ein $\alpha \in \Gamma_E$ und $\mu > 0$, so daß

$$|u(h)|_\beta \leq \mu \cdot |h|_\alpha$$

für jedes $h \in E$.

Dieser Sachverhalt motiviert die von H. R. FISCHER (vgl. [7]) gegebene *Restglieddefinition:*

Eine Abbildung $r \colon E \to F$ heißt ein Restglied, wenn es zu jedem $\beta \in \Gamma_F$ ein $\alpha \in \Gamma_E$ gibt, so daß

$$\lim_{|h|_\alpha \to 0} \frac{|r(h)|_\beta}{|h|_\alpha} = 0. \tag{5}$$

Die von S. LANG in [11] gegebene Definition stimmt im Fall lokalkonvexer Räume mit der Fischerschen überein. Eine etwas schwächere Bedingung erhält man, wenn (5) ersetzt wird durch

$$\lim_{h \to 0} \frac{|r(h)|_\beta}{|h|_\alpha} = 0. \tag{5'}$$

Diese Definition ist von G. MARINESCU (vgl. [13], p. 170) und unabhängig davon vom Autor dieses Artikels (vgl. [9]) gegeben worden.

Die Bedingungen (5) und (5') sind im allgemeinen nicht äquivalent; im Fall, daß E normiert ist, reduzieren sich beide offensichtlich auf die Beziehung (3).

Jede der Restgliedbedingungen (5) und (5') bestimmt gemäß der Darstellung (1) einen Differenzierbarkeitsbegriff für Abbildungen zwischen lokalkonvexen Räumen. In beiden Fällen gelten die folgenden fünf *fundamentalen Differentiationsregeln,* wobei E, E_i, F, F_i, G lokalkonvexe Räume bezeichnen:

a) Die Differenzierbarkeit ist eine *lokale* Eigenschaft: Seien $f \colon E \to F$ und $g \colon E \to F$ Abbildungen, U eine Umgebung von $a \in E$ und $f|U = g|U$. Falls f im Punkt a differenzierbar ist, so gilt das gleiche von g, und es ist $Df(a) = Dg(a)$.

b) Eine *konstante* Abbildung $k \colon E \to F$ ist in jedem Punkte $a \in E$ differenzierbar, und es gilt $Dk(a) = 0$.

c) Eine *stetige n-fach lineare* Abbildung $u \colon \prod_{i=1}^{n} E_i \to F$ ist in jedem Punkte $a = (a_1, \ldots, a_n) \in \prod_{i=1}^{n} E_i$ differenzierbar. Man hat

$$Du(a)h = \sum_{i=1}^{n} u(a_1, \ldots, a_{i-1}, h_i, a_{i+1}, \ldots, a_n), \tag{6}$$

wobei $h = (h_1, \ldots, h_n)$.

d) Es gilt die *Kettenregel:* Seien $f \colon E \to F$ differenzierbar im Punkte $a \in E$ und $g \colon F \to G$ differenzierbar im Punkte $f(a) \in F$. Dann ist $g \circ f \colon E \to G$

4*

differenzierbar im Punkt a und es gilt,

$$D(g \circ f)(a) = Dg(f(a)) \circ Df(a).\tag{7}$$

e) Die Abbildungen $f_\iota\colon E \to F_\iota$, $(\iota \in J)$, seien differenzierbar im Punkte $a \in E$. Dann ist die Abbildung

$$f = (f_\iota)_{\iota \in J}\colon\ E \to \prod_{\iota \in J} F_\iota$$

differenzierbar im Punkte a, und man hat

$$Df(a) = (Df_\iota(a))_{\iota \in J}.$$

3. Wie bisher seien E und F lokalkonvexe Räume, ferner

$$f\colon\ E \to F\tag{8}$$

eine Funktion, die nach einer der oben angeführten Definitionen, z.B. der Fischerschen, differenzierbar ist in jedem Punkte $x \in E$. Dann wird durch $x \rightsquigarrow Df(x)$ die Ableitung

$$Df\colon\ E \to \mathscr{L}(E, F)\tag{9}$$

von f definiert als Funktion mit Werten im Raum $\mathscr{L}(E, F)$ aller stetigen linearen Abbildungen von E in F. Nun ist der lineare Raum $\mathscr{L}(E, F)$ a priori nicht mit einer Topologie versehen, so daß zunächst nicht einmal stetige Differenzierbarkeit der Funktion f eine sinnvolle Aussage ist.

Um jedoch nur schon die Ableitung zweiter Ordnung einer Abbildung f der Form (8) auf Grund eines Differentiationsbegriffes im Rahmen der lokalkonvexen Räume allgemein einführen zu können, muß $\mathscr{L}(E, F)$ mit einer lokalkonvexen Vektorraumtopologie versehen sein, die für beliebige E und F in eindeutiger Weise bestimmt, d.h. nur von E und F abhängig ist. Demgemäß wollen wir unter einer *lk.-Topologisierung* der Räume der Form $\mathscr{L}(E, F)$ eine Zuordnung

$$\mathfrak{T}\colon\ (E, F) \rightsquigarrow \mathfrak{T}_{E, F}\tag{10}$$

verstehen, wobei $\mathfrak{T}_{E, F}$ eine lokalkonvexe Vektorraumtopologie in $\mathscr{L}(E, F)$ ist, die für jedes geordnete Paar (E, F) von lokalkonvexen Räumen erklärt ist.

Beispiele von lk.-Topologisierungen sind: Die Topologie $\mathfrak{T}^s_{E, F}$ der *punktweisen*, die Topologie $\mathfrak{T}^k_{E, F}$ der *kompakten* und die Topologie $\mathfrak{T}^b_{E, F}$ der *beschränkten Konvergenz* in $\mathscr{L}(E, F)$.

Wir wenden uns der Frage zu, welche Eigenschaften einer lk.-Topologisierung der Räume $\mathscr{L}(E, F)$ vom Standpunkt einer Differentialrechnung jedenfalls wünschenswert erscheinen. Zu diesem Zweck nehmen wir an, $\mathfrak{T}$ sei eine solche lk.-Topologisierung, und jeder Raum $\mathscr{L}(E, F)$

sei mit $\mathfrak{T}_{E,F}$ versehen. Die folgenden Betrachtungen über die Ableitungen von Funktionen liefern uns bereits einen Katalog von *Forderungen*, die gegebenenfalls an $\mathfrak{T}$ zu stellen wären.

a) Sei $f\colon E\to F$ stetig differenzierbar, d.h. f differenzierbar und $Df\colon E\to\mathscr{L}(E,F)$ stetig. Ist dann die Abbildung $(x,h)\curvearrowright Df(x)h$ von $E\times E$ in F stetig? Eine jedenfalls hinreichende Bedingung dafür ist

(I) *Die durch $(u,h)\curvearrowright u(h)$ definierte natürliche bilineare Abbildung*

$$\mathscr{L}(E,F)\times E\to F$$

     ist stetig.

b) Seien $f\colon E\to F$ und $g\colon F\to G$ stetig differenzierbare Abbildungen. Hat dann auch ihre Komposition $g\circ f\colon E\to G$ diese Eigenschaft? Eine hinreichende Bedingung dafür ist, wie die Kettenregel zeigt:

(II) *Die durch $(v,u)\curvearrowright v\circ u$ definierte natürliche bilineare Abbildung*

$$\mathscr{L}(F,G)\times\mathscr{L}(E,F)\to\mathscr{L}(E,G)$$

     ist stetig.

c) Es bezeichne $\mathscr{L}(E,F;G)$ den linearen Raum aller stetigen bilinearen Abbildungen von $E\times F$ in G. Falls nun das Postulat (I) erfüllt ist, kann $\mathscr{L}(E,\mathscr{L}(F,G))$ mit einem linearen Unterraum von $\mathscr{L}(E,F;G)$ identifiziert werden, indem man jedem $u\in\mathscr{L}(E,\mathscr{L}(F,G))$, das Element $\tilde{u}\in\mathscr{L}(E,F;G)$ zuordnet, das definiert ist durch $\tilde{u}(x,y)=u(x)(y)$ für jedes $(x,y)\in E\times F$. Es erscheint nun sinnvoll, etwas mehr zu fordern, nämlich

(III) *Die oben definierte Zuordnung $u\curvearrowright\tilde{u}$ vermittelt einen linearen Iso-*
     morphismus

$$\mathscr{L}(E,\mathscr{L}(F,G))\cong\mathscr{L}(E,F;G).$$

Indem man das Postulat (III) stellt, erreicht man nämlich, daß jede stetige quadratische Form $q\colon E\to F$ stetig differenzierbar ist.

d) Die Zuordnung $u\curvearrowright u(1)$ definiert den natürlichen algebraischen Isomorphismus von $\mathscr{L}(\mathbf{R},E)$ auf E. Es versteht sich von selbst, daß man verlangen wird

(IV) *Der natürliche algebraische Isomorphismus von $\mathscr{L}(\mathbf{R},E)$ auf E ist*
     ein Homöomorphismus.

e) Bei der Analysis in normierten Räumen, welche den Fréchet-Nevanlinnaschen Differenzierbarkeitsbegriff zugrunde legt, wird $\mathscr{L}(E,F)$ mit der Normtopologie versehen. Diese ist identisch mit der Topologie $\mathfrak{T}^b_{E,F}$ der beschränkten Konvergenz. Es ist allgemein bekannt, daß die Topologisierung $\mathfrak{T}^b$ im Bereich *normierter* Räume den Postulaten (I) bis (IV) genügt. Darauf beruht wesentlich das gute Funktionieren der Analysis in normierten Räumen. Soll die Differentialrechnung in lokalkonvexen Räumen eine Erweiterung des Fréchet-Nevanlinnaschen Kalküls sein, so wird man die Forderung* stellen:

(V)   *Falls E und F normierte Räume sind, ist* $\mathfrak{T}_{E,F}$ *die Normtopologie in* $\mathscr{L}(E, F)$.

4. Die sich sogleich erhebende Frage nach der *Existenz* einer lk.-Topologisierung $\mathfrak{T}$, welche den Forderungen (I) bis (V) von Nr. 3 genügen würde, ist zu *verneinen*. Konkret kann folgendes gesagt werden:

a) Falls E nicht normierbar ist, gibt es in $\mathscr{L}(E, F)$ keine Vektorraumtopologie, für welche die natürliche Abbildung $\mathscr{L}(E, F) \times E \to F$ stetig wäre. Man vergleiche dazu [10] und [12]. Daher ist bereits das Postulat (I) *nicht* erfüllbar.

b) Aus (II) und (IV) würde (I) folgen, indem man in (II) E durch $\boldsymbol{R}$, F durch E und G durch F ersetzt und (IV) berücksichtigt. Daher ist das Postulat (II) *nicht* erfüllbar, wenn gleichzeitig (IV) gefordert wird. Daß keine der Topologisierungen $\mathfrak{T}^s, \mathfrak{T}^h, \mathfrak{T}^b$ der Forderung (II) genügt, ist bereits von B. Maissen (vgl. [12]) gezeigt worden.

c) Besitzt eine lk.-Topologisierung $\mathfrak{T}$ die Eigenschaft (III), dann hat sie auch die Eigenschaft (I). Ersetzt man nämlich in (III) die Räume E, F, G bzw. durch $\mathscr{L}(E, F), E, F$, so entspricht der identischen Abbildung von $\mathscr{L}(E, F)$ auf sich die natürliche Abbildung $\mathscr{L}(E, F) \times E \to F$. Daher ist (III) *nicht* erfüllbar.

Angesichts dieser Tatsachen scheint es fraglich zu sein, ob eine Differentialrechnung im Rahmen der lokalkonvexen Räume überhaupt so entwickelt werden kann, daß man von einer Erweiterung des Fréchet-Nevanlinnaschen Kalküls sprechen dürfte. Im folgenden soll nun noch skizziert werden, wie die Situation gemeistert werden könnte durch ein Ausweichen auf *Limesstrukturen*. Zum Begriff des *Limesraumes* und speziell des hier in Betracht kommenden *Limesvektorraumes* sei auf [8] und [10] verwiesen.

Eine naheliegende Möglichkeit, die Räume der Form $\mathscr{L}(E, F)$ (E und F beliebig lokalkonvex), mit einer Limesstruktur zu versehen, ist die Wahl der *Limitierung der stetigen Konvergenz* in $\mathscr{L}(E, F)$, d.h. der gröbsten unter allen Limesstrukturen in $\mathscr{L}(E, F)$, für welche die natürliche Abbildung $\mathscr{L}(E, F) \times E \to F$ stetig ist. Die Limesstruktur der stetigen Konvergenz ist mit der linearen Struktur von $\mathscr{L}(E, F)$ verträglich und genügt den Postulaten (I) bis (IV) von Nr. 3; jedoch ist (V) nicht erfüllt. Man vergleiche dazu [3, 5] und [10].

Abgesehen von diesem zuletzt erwähnten Umstand besteht der Nachteil dieser Limesstruktur vor allem darin, daß auf dieser Grundlage

---

* Die Anregung zu diesem Postulat verdanke ich einer mündlichen Bemerkung von Herrn A. Frölicher.

Ableitungen höherer Ordnung einer Funktion $f\colon E \to F$ erst erklärt werden können, wenn Differenzierbarkeit für Abbildungen zwischen Limesvektorräumen zunächst allgemein definiert wird, was ein Problem für sich darstellt. Solche Begriffsbildungen sind in jüngster Zeit vorgenommen worden; es sei dafür verwiesen auf die Arbeiten von ANDRÉE BASTIANI [*1*], E. BINZ [*2*] sowie W. BUCHER und A. FRÖLICHER [*4*].

5. Eine andere Limesstruktur in $\mathscr{L}(E, F)$ gewinnt man, indem man diesen Vektorraum nach dem Verfahren von G. MARINESCU als *„pseudotopologische Vereinigung"* einer Familie $(\mathscr{L}_{\varphi}(E, F))_{\varphi \in \Phi}$ von lokalkonvexen Räumen $\mathscr{L}_{\varphi}(E, F)$ darstellt (vgl. [*13*], p. 44). Die Konstruktion sei kurz skizziert.

Für jedes $u \in \mathscr{L}(E, F)$ und jedes $(\alpha, \beta) \in \Gamma_E \times \Gamma_F$ sei

$$|u|_{\beta,\alpha} = \sup\{|u(x)|_{\beta}\colon\ |x|_{\alpha} \leqq 1\} \leqq +\infty. \tag{11}$$

Alsdann ist für jedes $\varphi \in (\Gamma_E)^{\Gamma_F} = \Phi$ die Menge

$$\mathscr{L}_{\varphi}(E, F) = \{u \in \mathscr{L}(E, F)\colon\ |u|_{\beta,\varphi(\beta)} < \infty \text{ für jedes } \beta \in \Gamma_F\} \tag{12}$$

ein linearer Unterraum von $\mathscr{L}(E, F)$, in welchem die Seminormen $|\ |_{\beta,\varphi(\beta)}$, $(\beta \in \Gamma_F)$, eine lokalkonvexe Topologie definieren. Der ganze Raum

$$\mathscr{L}(E, F) = \bigcup_{\varphi \in \Phi} \mathscr{L}_{\varphi}(E, F) \tag{13}$$

wird nicht mit einer Topologie, sondern mit einer Limesstruktur $\Lambda_{E,F}$ versehen, nämlich der feinsten Limesstruktur in $\mathscr{L}(E, F)$, für welche alle natürlichen Inklusionen

$$i_{\varphi}\colon \mathscr{L}_{\varphi}(E, F) \to \mathscr{L}(E, F) \tag{14}$$

stetig sind. Für eine ausführliche Darstellung der Eigenschaften von $\Lambda_{E,F}$ wird auf [*10*] verwiesen. Folgendes sei hervorgehoben:

a) *Für jedes Paar (E, F) von lokalkonvexen Räumen ist $\Lambda_{E,F}$ eindeutig bestimmt* (unabhängig von der speziellen Wahl der Familien Γ_E, Γ_F von Seminormen) *und mit der linearen Struktur von $\mathscr{L}(E, F)$ verträglich.*

b) *Wird allgemein $\mathscr{L}(E, F)$ mit $\Lambda_{E,F}$ versehen, so sind die Postulate* (I) *bis* (V) *von Nr. 3 erfüllt.*

In ganz analoger Weise kann allgemeiner der Raum $\mathscr{L}^n(E, F)$ aller stetigen n-fach linearen Abbildungen von E^n in F als pseudotopologische Vereinigung einer Familie $(\mathscr{L}_{\varphi}^n(E, F))_{\varphi \in \Phi}$ von lokalkonvexen Räumen dargestellt und dementsprechend mit einer Limesstruktur $\Lambda_{n,E,F}$ versehen werden. In Verallgemeinerung der Eigenschaften (I), (III) und (V) hat man jetzt:

(I') *Die natürliche $(n+1)$-fach lineare Abbildung $\mathscr{L}^n(E, F) \times E^n \to F$ ist stetig.*

(III') $\mathscr{L}(E, \mathscr{L}^n(E, F)) \cong \mathscr{L}^{n+1}(E, F)$.

(V') *Falls E und F normiert sind, ist $\Lambda_{n,E,F}$ die Normtopologie in $\mathscr{L}^n(E, F)$.*

Für die Anwendung erweist es sich als vorteilhaft, $\mathscr{L}(E, \mathscr{L}^n(E, F))$ auf Grund von (III') mit $\mathscr{L}^{n+1}(E, F)$ zu identifizieren.

6. Eine Theorie der *höheren Ableitungen* einer Funktion $f: E \to F$ (E und F lokalkonvex), führt auf die Betrachtung von Abbildungen der Form

$$g: E \to \mathscr{L}^n(E, F), \quad (n = 0, 1, 2, \ldots), \tag{15}$$

wobei nun $\mathscr{L}^n(E, F)$ mit der in Nr. 5 eingeführten Limesstruktur $\Lambda_{n,E,F}$ versehen wird. Das *Stetigkeitskriterium* lautet dann:

Die Abbildung g ist dann und nur dann stetig im Punkte $a \in E$, wenn eine Umgebung U von a in E und ein $\varphi \in \Phi$ existieren, so daß folgende Bedingungen erfüllt sind:

(i) $g(U) \subset \mathscr{L}^n_\varphi(E, F)$;

(ii) $g_U: U \to \mathscr{L}^n_\varphi(E, F)$ ist stetig im Punkte $a \in U$.

Dabei ist g_U die Restriktion von g auf U, als Abbildung mit Werten in $\mathscr{L}^n_\varphi(E, F)$ betrachtet, d.h. es ist $g|U = i_\varphi \circ g_U$.

Dieser Sachverhalt läßt folgende Begriffsbildung als sinnvoll erscheinen:

Definition. *Die Abbildung g heißt differenzierbar im Punkte $a \in E$, wenn eine Umgebung U von a in E und ein $\varphi \in \Phi$ existieren, so daß folgende Bedingungen erfüllt sind:*

(i) $g(U) \subset \mathscr{L}^n_\varphi(E, F)$;

(ii) $g_U: U \to \mathscr{L}^n_\varphi(E, F)$ *ist differenzierbar im Punkte $a \in U$.*

Alsdann wird

$$Dg(a) = i_\varphi \circ Dg_U(a) \in \mathscr{L}(E, \mathscr{L}^n(E, F)) = \mathscr{L}^{n+1}(E, F)$$

als Ableitung von g im Punkte $a \in E$ bezeichnet.

Ausgehend von einer Funktion $f: E \to F$ können nunmehr *Ableitungen höherer Ordnung*

$$D^n f: E \to \mathscr{L}^n(E, F), \quad (n = 0, 1, 2, \ldots),$$

rekursiv durch

$$D^0 f = f, \quad D^n f = D(D^{n-1} f), \quad (n = 1, 2, \ldots),$$

eingeführt werden.

Es besteht eine gewisse berechtigte Hoffnung, daß eine Differentialrechnung in lokalkonvexen topologischen Vektorräumen auf dieser Basis entwickelt und vielleicht später mit Erfolg auf verschiedene

Probleme der Analysis und der Differentialgeometrie angewendet werden kann. Eine ausführliche Darstellung der hier nur skizzierten Methode wird demnächst folgen.

Literatur

[1] BASTIANI, ANDRÉE: Applications différentiables et variétés différentiables de dimension infinie. J. Anal. Math. **13**, 1—114 (1964).

[2] BINZ, E.: Ein Differenzierbarkeitsbegriff in limitierten Vektorräumen. Comment. Math. Helv. **41** (1966/67).

[3] —, u. H. H. KELLER: Funktionenräume in der Kategorie der Limesräume. Ann. Acad. Sci. Fenn. A I, 383 (1966).

[4] BUCHER, W., u. A. FRÖLICHER: To appear.

[5] COOK, C. H., and H. R. FISCHER: On equicontinuity and continuous convergence. Math. Ann. **159**, 94—104 (1965).

[6] DIEUDONNÉ, J.: Foundations of modern analysis. New York: Academic Press 1960.

[7] FISCHER, H. R.: Differentialkalkül für nicht metrische Strukturen. Ann. Acad. Sci. Fenn. A I, **247** (1957).

[8] — Limesräume. Math. Ann. **137**, 269—303 (1959).

[9] KELLER, H. H.: Differenzierbarkeit in topologischen Vektorräumen. Comment. Math. Helv. **38**, 308—320 (1964).

[10] — Räume stetiger multilinearer Abbildungen als Limesräume. Math. Ann. **159**, 259—270 (1965).

[11] LANG, SERGE: Introduction to differentiable manifolds. New York: Interscience Publishers 1962.

[12] MAISSEN, B.: Über Topologien im Endomorphismenraum eines topologischen Vektorraumes. Math. Ann. **151**, 283—285 (1963).

[13] MARINESCU, G.. Espaces vectoriels pseudotopologiques et théorie des distributions. Berlin: VEB Deutsch. Vorl. d. Wiss. 1963.

[14] NEVANLINNA, R.: Bemerkung zur Funktionalanalysis. Math. Scand. I, 104—112 (1953).

Homeomorphic solutions of a Beltrami differential equation

Olli Lehto

Introduction

This lecture concerns the existence and mapping properties of homeomorphic solutions of a Beltrami differential equation. During the last ten years, much attention has been devoted to various proofs of the existence theorem. These proofs have often been of independent interest, producing important side results. Thus it might be worth while to make again a few remarks of some of the methods recently applied in this connection.

The first part is mainly devoted to some unpublished results of Tapani Kuusalo and Olli Martio. The contents of the second part is in close connection with a paper of Rolf Nevanlinna [5] which has played an important role in arousing interest in quasiconformal mappings among mathematicians in Helsinki.

Let us consider a Beltrami equation

$$w_{\bar{z}} = \varkappa w_z \tag{1}$$

in a domain G of the finite plane R^2, where $\varkappa$ is measurable and $\sup |\varkappa(z)| < 1$ in every compact subset of G. We call w a homeomorphic solution of (1), if w is a weak L^2-solution and maps G homeomorphically onto a domain in R^2.

If $\sup |\varkappa| < 1$ in the whole domain G, it is well known that (1) always possesses a homeomorphic solution w (which is a quasiconformal mapping of G) and that w is uniquely determined up to a conformal transformation of $w(G)$. In the general case where only local quasiconformality is required the existence of a homeomorphic solution is also clear. In fact, if G_n, $n = 1, 2, \ldots$, are domains such that $\bar{G}_1 \subset \bar{G}_2 \ldots \subset G$, $\cup G_n = G$, we consider the modified equations

$$w_{\bar{z}} = \varkappa_n w_z, \qquad n = 1, 2, \ldots, \tag{2}$$

in R^2, where $\varkappa_n(z) = \varkappa(z)$ for $z \in G_n$, $\varkappa_n(z) = 0$ for $z \notin G_n$. If w_n is a homeomorphic solution of (2), normalized by the conditions $w_n(0) = 0$, $w_n(1) = 1$, the family $\{w_n\}$ is equicontinuous at every point $z \in G$. Hence, there exists a subsequence $\{w_{n_i}\}$ which converges uniformly in every compact part of G towards a limit mapping w, and this is a homeomorphic solution of (1).

If w_1 and w_2 are two homeomorphic solutions of (1), $f = w_2 \circ w_1^{-1}$ is a locally quasiconformal mapping of $w_1(G)$ onto $w_2(G)$ for which $f_{\bar{z}} = 0$ a.e. in $w_1(G)$. Hence, f is conformal, i.e. homeomorphic solutions of (1) are unique up to conformal transformations.

1. Existence of solutions

1.1. Permissible simplifications. In this section we consider the equation (1) in the case where $|\varkappa| \leq k < 1$. If we can solve (1) in the plane, we obtain a solution for any plane domain G. Simple normal family considerations also show that if the plane is exhausted by concentric discs, suitably normalized solutions corresponding to the discs converge towards a solution in the plane. Hence, we may assume without loss of generality that the domain in which (1) is studied is either the whole plane or a finite disc.

A second important observation is this: If w_n is a homeomorphic solution corresponding to the coefficient $\varkappa_n \left(|\varkappa_n| \leq k < 1 \right)$ and if $\varkappa_n$ converges towards $\varkappa$ almost everywhere, then the sequence w_n, suitably normalized, contains a subsequence which tends to a homeomorphic solution corresponding to $\varkappa$. Thus we are allowed to impose strong restrictions on $\varkappa$. We may assume, for instance, that $\varkappa$ is real-analytic or of bounded support.

1.2. Morrey's proof. The first sketch for a complete proof for the existence problem is to my knowledge due to MORREY [4]. If we assume $\varkappa$ to be smooth enough and drop the requirement that the solution be one-to-one, it follows from classical results on partial differential equations that (1) has a solution $w = u + iv$ whose imaginary part v has prescribed (sufficiently smooth) boundary values φ. MORREY's proof was based on the observation that if G and φ are chosen suitably, the corresponding solution w must be homeomorphic in G.

This has been worked out in detail by MARTIO. He assumes that G is a Jordan domain whose boundary satisfies a fairly general smoothness condition and is intersected by every line parallel to the real axis at two points at most and that φ is a strictly increasing continuous function of one real variable. The conclusion is that the solution $w = u + iv$ of (1) with $v(x + iy) = \varphi(y)$ on the boundary of G is homeomorphic in G. The proof is not complicated, and so MORREY's method provides a relatively easy access to the existence theorem.

1.3. Method of local solutions. Perhaps the easiest way to convince a non-specialist about the existence of homeomorphic solutions of (1) is to construct first solutions which are only locally homeomorphic. If $\varkappa$ is very smooth, quite straightforward methods can be used to prove the existence of such local solutions. Direct computation shows that in common domains, these solutions depend conformally on each other. Hence, the system of solutions defines a Riemann surface, and application of the uniformization theorem yields a globally homeomorphic solution.

Recently, KUUSALO has pointed out that the application of the uniformization theorem can be replaced by more elementary considerations. I will try to sketch his proof.

Let $\varkappa$ be real-analytic in the plane (cf. the remarks in 1.1) and f a homeomorphic solution of (1) in a neighbourhood D of a point z_0. It is well known (and not difficult to prove) that f is real-analytic and has a positive Jacobian in D. If C is a closed analytic arc in D containing z_0 as an interior point, there exists a homeomorphism φ of the unit interval onto C such that φ and $\psi = f \circ \varphi$ admit conformal extensions $\tilde{\varphi}$ and $\tilde{\psi}$ to a disc around $\varphi^{-1}(z_0)$. Let g be an arbitrary conformal mapping of D. Then $h = g \circ \tilde{\varphi} \circ \tilde{\psi}^{-1} \circ f$ is a homeomorphic solution of (1) in a neighbourhood $D_1 \subset D$ of z_0 such that on a subarc of C containing z_0, h coincides with the given mapping g.

Let A denote the set of positive numbers r such that (1) has a homeomorphic solution in $D_r = \{z \mid |z| < r\}$. A is not empty, and we shall first prove that A is open.

Let f_r be a homeomorphic solution of (1) in D_r; there is no loss of generality to assume that f_r maps D_r onto itself. Let a be a point of the circumference $C_r = \{z \mid |z| = r\}$. By the above, there is a neighbourhood U of a and a homeomorphic solution g_a of (1) in U such that $g_a | C_r \cap U$ is the identity mapping. Application of the reflection principle shows that $f_r \circ g_a^{-1}$, which is conformal in $g_a(D_r \cap U)$, admits a conformal extension to a neighbourhood of a. Therefore, $(f_r \circ g_a^{-1}) \circ g_a$ can be continued as a solution of (1) to a circular neighbourhood $V_a \subset U$ of a. In other words, f_r has a continuation $\tilde{f}_r$ which is a solution of (1) in the domain $D = D_r \cup \left(\bigcup_{a \in C_r} V_a \right)$. An elementary topological argument shows the existence of a number $s > r$ such that $D_s \subset D$ and that $\tilde{f}_r | D_s$ is homeomorphic. Hence, A is open.

In order to prove that A is closed we consider an expanding sequence of discs $D_n = \{z \mid |z| < r_n\}$, $n = 1, 2, \ldots$, with $r_n \in A$. Let f_n be a homeomorphic solution of (1) in D_n, normalized by $f_n(0) = 0$, $(f_j \circ f_i^{-1})'(0) = 1$ for $j \geq i$. We write $f_n = (f_n \circ f_i^{-1}) \circ f_i$, $n > i$, and conclude from a well-known theorem concerning conformal mappings that $\{f_n\}$ is a normal family in $D_r = \bigcup D_n$, $r = \lim r_n$. Hence, if $r < \infty$, it follows that $r \in A$, i.e. A is closed.

As a non-empty, open and closed set A contains all positive real numbers.

1.4. Application of theorems on C^2-mappings. A very striking way to prove the existence of globally homeomorphic solutions of (1) is based on the use of singular integrals. Applying ideas due to VEKUA and AHLFORS this method was completed by BOJARSKI [3]. Further simplifications have been given by AHLFORS and BERS [1] and VEKUA [7].

The equation (1), in which $\varkappa$ is assumed to have a bounded support, is transformed into the integral equation

$$\omega = \varkappa + \varkappa S \omega,$$

where S denotes the Hilbert-transformation. This equation can be solved in some $L^p, p > 2$, in the classical way with the help of a Neumann series. A solution f of (1) is then obtained in the form

$$f(z) = z + T\omega(z), \qquad T\omega(z) = -\frac{1}{\pi} \iint\limits_{R^2} \frac{\omega(\zeta)}{\zeta - z}\, d\xi\, d\eta. \tag{3}$$

This solution turns out to be homeomorphic in R^2.

Various methods have been used to prove that (3) is bijective. The shortest proof is due to AHLFORS and BERS [1] who use a skillful device to show that the Jacobian of (3) is positive, if $\varkappa_z \in L^p, p > 2$. Bijectivity follows then almost immediately. Without bothering about the Jacobian, KUUSALO observed that bijectivity can also be directly deduced from far more general theorems on differentiable mappings. Since these results may be of independent interest, I shall briefly explain his way of reasoning.

The first observation is that, since f is continuous and $f(z) = z + O(z^{-1})$ near infinity, the preimage of a compact set is compact. It follows that f is closed in R^2, i.e. f maps closed sets onto closed sets.

Assume now that $\varkappa \in C_0^2$. It is then not difficult to show that $f \in C^2$. By virtue of the following lemma, f is quasiopen, i.e. if A is a compact component of the preimage of a point w, then w is an interior point of the image of an arbitrary neighbourhood of A.

Lemma 1. Let g be a closed C^2-mapping between domains of R^n $(n \geq 2)$, and let the derivative mapping $Dg(x_0)$ be zero at all points x_0 at which $Dg(x_0)$ is not surjective. Then g is quasiopen.

For solutions w of (1) (and hence for (3)) the condition concerning the derivative mapping is obviously fulfilled: $Dw(z_0)$ non-surjective is equivalent to the vanishing of the Jacobian J of w at z_0, and if this is the case, $w_z(z_0)$ and $w_{\bar{z}}(z_0)$ are both zero.

Because the function (3) is closed and quasiopen, it follows that $f(R^2)$ is closed and open, and hence $f\colon R^2 \to R^2$ is a surjection.

In order to prove that f is injective, use is first made of a theorem of SARD [6] which, applied to f, says that the complement of the set

$f(E_f)$, $E_f = \{z \mid J_f(z) \neq 0\}$, is of topological dimension zero. Therefore $f(E_f)$ is connected. Now, the following result is applied.

Lemma 2. If g is a closed C^1-mapping for which $g(E_g)$ is connected, $g: E_g \to g(E_g)$ is a diffeomorphism provided that the preimage of one point of $g(E_g)$ is a point.

Since f is conformal in a neighbourhood of infinity it follows that $f \mid E_f$ is a diffeomorphism. The following result therefore applies to f.

Lemma 3. Let g satisfy the conditions of Lemma 1 and be injective on E_g. Then the preimage of every connected set is connected.

We conclude that the preimage of a point under f is connected. After this, a modulus consideration shows that the preimage consists of a single point. Hence, f is injective in R^2, and so $f: R^2 \to R^2$ is a homeomorphism.

2. Mapping properties of solutions

2.1. A modulus condition. Let us now consider (1) in the case where $G = R^2$ and $\limsup |\varkappa|$ is allowed to be 1 at infinity. Whether a homeomorphic solution of (1) maps R^2 onto itself or not, depends on the behaviour of the conformal modulus $M(w(A_r))$ of the image of the annulus $A_r = \{z \mid 1 < |z| < r\}$ for large values of r.

Lemma. Homeomorphic solutions of (1) map the plane onto itself if and only if

$$\lim_{r \to \infty} M(w(A_r)) = \infty. \tag{4}$$

For if (4) is true, assume that

$$\liminf_{z \to \infty} |w(z)| = \varrho < \infty.$$

Then the image of every circle $|z| = r$ has points inside a fixed finite disc, and thus $M(w(A_r))$ is uniformly bounded. This is a contradiction, and so $w(z) \to \infty$ as $z \to \infty$. If we define $w(\infty) = \infty$, w becomes a homeomorphism of the extended plane Z^2. Hence, $w(Z^2) = Z^2$, and so $w(R^2) = R^2$.

Conversely, let us suppose that $w(R^2) = R^2$. The minimum of $|w(z)|$ on $|z| = r$ then converges to infinity as $r \to \infty$. Otherwise there is a sequence of points z_n tending to ∞ such that $w(z_n)$ converges towards a finite limit. This is in contradiction with the fact that $w: R^2 \to R^2$ is a homeomorphism. Hence, we get a minorant for $M(w(A_r))$ which tends to ∞ with r.

2.2. Modulus estimate for ring domains. In order to connect the above modulus condition (4) with properties of the coefficient $\varkappa$, we need a lower estimate for $M(w(A_r))$ in terms of $\varkappa$.

For convenience of notations, we introduce the function $D = (1 + |\varkappa|)/(1 - |\varkappa|)$. If w is differentiable at the point z, then

$$(J(z)/D(z))\,|dz|^2 \leq |dw(z)|^2 \leq J(z)\,D(z)\,|dz|^2, \tag{5}$$

where J denotes the Jacobian of w. We also recall that for a doubly connected domain A,

$$M(A) = 2\pi \inf_\varrho \iint_A \varrho^2 dx\,dy,$$

where ϱ is a non-negative Borel-measurable function satisfying the condition

$$\int_C \varrho\,|dz| \geq 1$$

for all rectifiable curves C separating the boundary components of A.

Lemma. If w is a homeomorphic solution of (1) in the annulus $A = \{z\,|\,r_1 < |z| < r_2\}$, then

$$M(w(A)) \geq \frac{1}{2\pi} \iint_A \frac{dx\,dy}{|z|^2 D^*(|z|)}, \tag{6}$$

where

$$D^*(r) = \frac{1}{2\pi} \int_0^{2\pi} D(r\,e^{i\varphi})\,d\varphi.$$

In proving (6), there is no loss of generality to assume that $w(A)$ is an annulus centered at the origin. Furthermore, by virtue of a well-known approximation theorem, we may assume that $w \in C^1$.

If we define

$$\varrho(z) = \frac{\sqrt{J(z)\,D(z)}}{2\pi\,|w(z)|}, \qquad z \in A,$$

we have by (5) for every circle $C_r = \{z\,|\,|z| = r\},\ r_1 < r < r_2$,

$$\int_{C_r} \varrho(z)\,|dz| \geq \frac{1}{2\pi} \int_{w(C_r)} \left|\frac{d\zeta}{\zeta}\right| \geq 1.$$

By Schwarz's inequality,

$$\int_{C_r} D(z)\,d\varphi \int_{C_r} \frac{J(z)}{|w(z)|^2}\,d\varphi \geq \frac{4\pi^2}{r^2},$$

whence

$$\int_{r_1}^{r_2} \frac{dr}{r\,D^*(r)} \leq \frac{1}{2\pi} \iint_A \frac{J(z)}{|w(z)|^2}\,dx\,dy = \frac{1}{2\pi} \iint_{w(A)} \frac{d\xi\,d\eta}{|\zeta|^2} = M(w(A)),$$

i.e. the desired inequality (6).

Remark. Slightly modifying the above method, we get the upper estimate

$$M\left(w\left(A\right)\right) \leq \frac{1}{2\pi} \iint\limits_A \frac{D\left(z\right)}{|z|^2} \, dx\, dy.$$

However, in (6) we cannot replace D^* by D. This will appear from the considerations in 2.3.

2.3. Mapping theorem. The above two lemmas yield the following result, which at least in some analogous form must be well known.

Homeomorphic solutions of (1) *map the plane onto itself, if*

$$\int\limits_1^\infty \frac{dr}{\dfrac{r}{2\pi} \displaystyle\int\limits_0^{2\pi} \dfrac{d\varphi}{1 - |\varkappa\left(r e^{i\varphi}\right)|}} = \infty. \tag{7}$$

From the remarks in the Introduction concerning the uniqueness of the solutions of (1) it follows immediately: Under condition (7), homeomorphic solutions of (1) are unique up to similarity transformations.

Condition (7) is of course not necessary; a counterexample is provided by the mapping w, $|w\left(z\right)| = e^{|z|}$ for $|z| > 1$, $|w\left(z\right)| = e|z|$ for $|z| \leq 1$, $\arg w\left(z\right) = \arg z$. However, if (7) is not fulfilled, (1) may have homeomorphic solutions which map the plane onto a finite disc. Consider, e.g., a mapping w defined by $w\left(r e^{i\varphi}\right) = f\left(r\right) e^{i\varphi}$, where f is non-negative and belongs to C^1, and $f\left(r\right)$ increases while $f\left(r\right)/r$ decreases with r. From $D\left(r e^{i\varphi}\right) = D\left(r\right) = f\left(r\right)/\left(r f'\left(r\right)\right)$ it follows that

$$|w\left(z\right)| = f\left(r\right) = f\left(1\right) e^{\int_1^r \frac{dr}{r D\left(r\right)}}.$$

Hence, if (7) does not hold, $w\left(R^2\right)$ is a finite disc.

The result $w\left(R^2\right) = R^2$ *is no longer true if condition* (7) *is replaced by the weaker condition*

$$\iint\limits_{|z|>1} \frac{1 - |\varkappa\left(z\right)|}{|z|^2} \, dx\, dy = \infty. \tag{8}$$

In order to see this, consider the mapping $w_1 = f_2 \circ f_1$, where

$$f_1\left(z\right) = \frac{z}{\sqrt{1 + |z|^2}}, \qquad f_2\left(\zeta\right) = \frac{\zeta}{1 - \zeta^2}.$$

The function w_1 satisfies an equation (1) in R^2 and maps the upper half H_1 of R^2 homeomorphically onto $H_1 - \{iy \,|\, y \geq \tfrac{1}{2}\}$. From $w_1\left(x\right) = x\sqrt{1 + x^2}$, x real, we conclude that the restriction of w_1 to the real axis is quasisymmetric. Hence, by a theorem of AHLFORS and BEURLING [2], there exists a quasiconformal mapping w_2 of the lower half H_2 of R^2 onto itself with the boundary values $w_1(x)$. The mapping w, defined by $w(z) = w_1(z)$ for $z \in \overline{H}_1$, $w(z) = w_2(z)$ for $z \in H_2$, is a homeomorphic solution of an equation (1) in the whole plane R^2. Since $|\varkappa|$ is bounded away from 1 in H_2, condition (8) is satisfied for w. In spite of this $w(R^2) \neq R^2$: we saw above that w omits the values belonging to the set $\{iy \mid y \geq \frac{1}{2}\}$.

In view of the lemma in 2.1, the above example also shows that in the inequality (6), D^* cannot be replaced by D.

References

[1] AHLFORS, L., and L. BERS: Riemann's mapping theorem for variable metrics. Ann. Math. **72** (1960).

[2] BEURLING, A., and L. AHLFORS: The boundary correspondence under quasiconformal mappings. Acta Math. **96** (1956).

[3] BOJARSKI, B. V.: Гомеоморфные решения систем Бельтрами. Докл. Акад. Наук СССР **102** (1955).

[4] MORREY, C. B.: On the solution of quasilinear elliptic partial differential equations. Trans. Amer. Math. Soc. **43** (1938).

[5] NEVANLINNA, R.: Über die Polygondarstellung einer Riemannschen Fläche. Ann. Acad. Sci. Fenn. **102** (1952).

[6] SARD, A.: The measure of the critical values of differentiable maps. Bull. Amer. Math. Soc. **48** (1942).

[7] VEKUA, I. N.: Generalized analytic functions. London: Pergamon Press 1962.

Über die neuere Entwicklung der Theorie
der linearen Räume mit indefiniten Bilinearformen

Ilppo Simo Louhivaara

Einleitung

Rolf Nevanlinna entwickelte während der Jahre 1952—1956 in fünf Arbeiten [30—34] eine Theorie der sogenannten indefiniten Metriken (Skalarprodukte). Er betrachtete in einem komplexen Hilbert-Raum stetige komplexwertige Hermitesche Bilinearformen (Sesquilinearformen), für die die entsprechenden quadratischen Formen nicht definit sind.

Indefinite Bilinearformen sind schon seit langem in endlichdimensionalen linearen Räumen betrachtet worden; z.B. hat ja die vierdimensionale Welt der speziellen Relativitätstheorie von Einstein eine indefinite Metrik, mit einer „negativen" Dimension (Zeit) und drei „positiven" Dimensionen (Raum). Die ersten Untersuchungen der indefiniten Metriken in unendlichdimensionalen Räumen erfolgten in den quantenphysikalischen Forschungen von P. A. M. Dirac (1942) und Wolfgang Pauli (1943). Beinahe gleichzeitig begann in der Sowjetunion, durch Arbeiten von S. L. Sobolev (1943), L. S. Pontrjagin (1944) und M. G. Kreĭn (1948), die mathematische Untersuchung der sogenannten $\Pi_\varkappa$-Räume (komplexe oder reelle separable Hilbert-Räume mit einer Hermiteschen bzw. symmetrischen nichtausgearteten Bilinearform, die endlichviele ($\varkappa$) negative Dimensionen und unendlichviele positive Dimensionen hat). Schon im Jahre 1947 betonte M. I. Višik [38] bei Behandlung von Randwertaufgaben der linearen selbstadjungierten elliptischen Differentialgleichungen die Bedeutung der Bilinearformen, die allgemeiner als diejenigen der $\Pi_\varkappa$-Räume sind und für die die Anzahlen der positiven und negativen Dimensionen beide unendlich sind. Eine erste Theorie für indefinite Bilinearformen der letzterwähnten Art in einem Hilbert-Raum wurde von Magnus R. Hestenes [9] im Jahre 1951 gegeben und auf gewisse Probleme der Variationsrechnung angewandt.

Neben der Entwicklung der mathematischen Theorie wurden die Ideen der indefiniten Metriken von zahlreichen Physikern, Konrad Bleuler, Suraj N. Gupta, Werner Heisenberg, Wolfgang Pauli, Gunnar Källén, Armin Uhlmann, K. L. Nagy und anderen, auf Fragen der Quantenelektrodynamik angewandt. Neulich hat B. L. van der Waerden

[*39*] aber gezeigt, daß wenigstens bei dem von Bleuler [*2*] und Gupta [*8*] betrachteten Problem die Einführung der indefiniten Metrik vermieden werden kann.

In den letzten Jahren sind die Fragestellungen und Resultate der Theorie der Bilinearformen in linearen Räumen verallgemeinert worden. Man betrachtet dabei oft allgemeine, komplexe oder reelle, topologische lineare Räume und auf diesen stetige Bilinearformen, die nicht Hermitesch bzw. symmetrisch sind. Einen Bericht über die Entwicklung der Theorie der Bilinearformen auf unendlichdimensionalen topologischen linearen Räumen bis etwa zum Jahre 1961 findet man in dem Artikel [*7—7′*] von Ju. P. Ginzburg und I. S. Iohvidov. (Die zwei Arbeiten [*17—18*] von I. S. Iohvidov und M. G. Kreĭn berichten über die früheren Entwicklungsstufen der sowjetischen Forschung dieser Arbeitsrichtung.)

Wenn wir im folgenden einige Ergebnisse der neuesten Entwicklung wiedergeben wollen, wird nach der Vollständigkeit gar nicht gestrebt (z. B. wird auf die interessante, von M. A. Naĭmark entwickelte Theorie der Algebren der linearen Transformationen in $\Pi_\varkappa$-Räumen verzichtet; ausführliche Verzeichnisse der neuesten Literatur sind in den Arbeiten [*41—44*] von Gerd Wittstock enthalten). Die Wahl des Stoffes kann vielleicht damit verteidigt werden, daß der Verfasser in dieser Festschrift für Rolf Nevanlinna die jetzige Situation der Behandlung von drei Problemen, die Rolf Nevanlinna in seinen Arbeiten gestellt hat, beschreiben will.

An dieser Stelle möchte der Verfasser dem Kuratorium des Rolf-Nevanlinna-Kolloquiums und insbesondere Herrn Professor Dr. H. P. Künzi seinen aufrichtigsten Dank für die Einladung zur Teilnahme an dem zweiten Rolf-Nevanlinna-Kolloquium aussprechen; es ist dem Verfasser eine große Ehre gewesen, ein Referat über einen Problemkreis aus der Theorie der topologischen linearen Räume an diesem der Funktionentheorie gewidmeten Kolloquium halten und in der vorliegenden Festschrift veröffentlichen zu dürfen.

1. Das Problem der Normale

1.1. Es sei (X, H) ein Hilbert-Raum über dem Körper der komplexen Zahlen: Auf dem komplexen linearen Raum X ist also das Skalarprodukt $(x, y) \equiv H(x, y)$ als eine komplexwertige bilineare („sesquilineare", d. h. in x lineare und in y konjugiert lineare) Hermitesche $(H(y, x) = \overline{H(x, y)})$ Form erklärt, für die die entsprechende quadratische Form $H(x) \equiv H(x, x)$ positiv definit ist, und der Raum X ist vollständig in bezug auf dieses Skalarprodukt H (in bezug auf die Norm $|x| = + \sqrt{H(x)}$).

Ferner sei auf dem Hilbert-Raum (X, H) eine stetige (beschränkte) komplexwertige bilineare Form $B(x, y)$ gegeben: Es existiert eine positive Konstante β derart, daß

$$|B(x, y)|^2 \leq \beta^2 H(x) H(y)$$

für alle $x, y \in X$ gilt. Die quadratische Form $B(x) \equiv B(x, x)$ kann indefinit sein, sie darf sogar nichtreelle Werte annehmen, falls $B(x, y)$ nicht Hermitesch ist.

In seiner Arbeit [33] hat Rolf Nevanlinna das folgende Problem gestellt:

Es seien a ein Element aus X und U ein in bezug auf H abgeschlossener linearer Unterraum von X. Unter welchen Bedingungen gibt es eine linksseitige B-Normale $a - p$ von a zu U, d.h. ein solches Element $p \in U$ (eine linksseitige B-orthogonale Projektion von a auf U), daß

$$B(a - p, v) = 0 \tag{1.1}$$

für alle $v \in U$ gilt? Man bestimme die Gesamtheit aller solchen linksseitigen B-Normalen.

In dem Spezialfall einer Hermiteschen Form B kann man das Wort linksseitig weglassen, weil dann die linksseitigen und die analog definierten rechtsseitigen B-Normalen zusammenfallen.

1.2. Zuerst wollen wir eine äquivalente Fragestellung herleiten. Aus dem wohlbekannten Darstellungssatz von M. Fréchet und F. Riesz (angewandt auf den Hilbert-Raum $(U, H|U)$, wobei $H|U$ die Einschränkung von H auf U bezeichnet, und auf die komplexwertige stetige konjugiert lineare Form $Lv \equiv B(a, v)$ des Raumes $(U, H|U)$) folgert man die Existenz eines eindeutig bestimmten Elementes $a_U \in U$ derart, daß

$$B(a, v) = H(a_U, v) \tag{1.2}$$

für alle $v \in U$ gilt. Aus demselben Satz (diesmal angewandt auf den Raum $(U, H|U)$ und auf die komplexwertige stetige konjugiert lineare Form $Lv \equiv B(u, v)$ dieses Raumes) ergibt sich weiter die Existenz einer linearen Transformation J des Raumes $(U, H|U)$ mit der Eigenschaft

$$B(u, v) = H(Ju, v) \tag{1.3}$$

für alle $u, v \in U$. Die Transformation J ist stetig:

$$H(Ju) \leq \beta^2 H(u).$$

Unter Berücksichtigung von (1.2) und (1.3) erhält man für (1.1) die Form

$$B\,(a-p,\,v)=H\,(a_U-J\,p,\,v)=0\,.$$

Folglich haben wir die erwünschte äquivalente Fassung des Problems:

Unter welchen Bedingungen ist das durch (1.2) erklärte Element a_U in dem Wertevorrat $J\,U$ der durch (1.3) definierten Transformation J enthalten, d.h. unter welchen Bedingungen existiert ein Element $p\in U$ mit der Eigenschaft

$$J\,p=a_U? \tag{1.4}$$

Man bestimme die Gesamtheit aller solchen Elemente p.

Im folgenden werden wir diese zweite Formulierung des Problems behandeln. Die ganze Betrachtung wird so in dem „kleineren" Hilbert-Raum $(U, H|U)$ durchgeführt.

1.3. Die lineare Menge

$$U_0=\{u_0\in U\,|\,B\,(u_0,\,u)=0\ \text{für alle}\ u\in U\}$$

ist in bezug auf $H|U$ abgeschlossen und wird der linksseitige ausgeartete Raum von B in bezug auf U genannt. Dieser Raum ist auch der Kern $\mathrm{K}\,(J)$ der Transformation J,

$$U_0=\mathrm{K}\,(J)=\{u_0\in U\,|\,J\,u_0=0\}\,.$$

Entsprechend definiert man den rechtsseitigen ausgearteten Raum

$$U^0=\{u^0\in U\,|\,B\,(u,\,u^0)=0\ \text{für alle}\ u\in U\}\,.$$

So ergeben sich die Resultate von Rolf Nevanlinna [*33*]:

Die Gesamtheit der Lösungen p unseres Problems wird aus einer partikulären Lösung p^* durch Addition eines beliebigen Elementes u_0 aus dem linksseitigen ausgearteten Raum U_0 erhalten: $p=p^*+u_0$.

Für die Existenz einer Lösung unseres Problems ist notwendig, daß

$$B\,(a,\,u^0)=H\,(a_U,\,u^0)=0 \tag{1.5}$$

für alle $u^0\in U^0$ gilt, d.h. daß das Element a linksseitig B-orthogonal zu dem rechtsseitigen ausgearteten Raum U^0 ist.

Diese notwendige Bedingung ist im allgemeinen nicht hinreichend.

1.4. In diesem Abschnitt werden wir den Fall betrachten, in dem die Einschränkung $B|U$ der Bilinearform B auf U Hermitesch und folglich die Transformation J in bezug auf das Skalarprodukt $H|U$ selbstadjungiert $(H\,(J\,u,\,v)=H\,(u,\,J\,v))$ ist. Man hat dann bekanntlich die

Spektraldarstellung

$$B(u, v) = H(Ju, v) = \int_{\lambda=-\beta}^{+\beta} \lambda \, d_\lambda H(E_\lambda u, v) \tag{1.6}$$

oder, kürzer geschrieben,

$$J = \int_{\lambda=-\beta}^{+\beta} \lambda \, d_\lambda E_\lambda, \tag{1.6'}$$

wobei $\{E_\lambda\}$ eine Spektralschar mit den üblichen Eigenschaften bezeichnet.

Aus der Theorie der Funktionen einer Spektralschar erhält man, wie Felix E. Browder in [3] bemerkt hat, das Resultat:

Falls die Einschränkung $B|U$ der Bilinearform B auf den Raum U Hermitesch ist, ist für die Existenz einer Lösung unseres Problems notwendig und hinreichend, daß das durch (1.2) erklärte Element a_U in der linearen Untermenge

$$U^* = \left\{ u^* \in U \,\middle|\, \int_{\lambda=-\beta}^{+\beta} \lambda^{-2} d_\lambda H(E_\lambda u^*, u^*) < \infty \right\} \tag{1.7}$$

von U enthalten ist. Hier ist $\{E_\lambda\}$ die in (1.6) eingeführte Spektralschar der durch (1.3) definierten Transformation J.

Die Menge U^* ist also der Wertevorrat JU der Transformation J.

Aus diesem Satz folgt als Korollar das von Rolf Nevanlinna schon in [33] bewiesene Resultat:

Falls es eine positive Zahl η gibt, für die

$$\left(\int_{\lambda=-\eta}^{+\eta} d_\lambda E_\lambda \right) U = U_0$$

gilt, so ist die notwendige Bedingung (1.5) auch hinreichend für die Existenz einer Lösung.

Eine Modifikation von dieser Nevanlinnaschen hinreichenden Bedingung wurde in [26] gegeben; man vergleiche auch [28].

1.5. Jetzt gehen wir zu dem allgemeinen Fall, in dem die Bilinearform $B|U$ nicht Hermitesch zu sein braucht, zurück.

Die ersten hinreichenden, aber noch nicht notwendigen Bedingungen für diesen Fall wurden im Anschluß an ein Resultat von P. D. Lax und A. N. Milgram [22] von Walter Littman [23] und Felix E. Browder [4] gegeben; wegen dieser Entwicklung sei auch auf [29] verwiesen.

Gerd Wittstock hat in [40] eine notwendige und hinreichende Bedingung für den Fall der speziellen, von N. Aronszajn [1] eingeführten Klasse der koerziven Bilinearformen hergeleitet.

Der schon in der Einleitung erwähnte Artikel [7—7'] von Ju. P. Ginzburg und I. S. Iohvidov berichtet über die Resultate der sowjetischen Mathematiker bei diesem Problem; in diesem Artikel wurden auch notwendige und hinreichende Bedingungen für den allgemeinen Fall gegeben.

Einer Idee von Stefan Hildebrandt und Ernst Wienholtz [*13*] folgend gab Stig Stenholm in [*37*] eine elementare Herleitung gewisser, den Bedingungen von Ginzburg und Iohvidov ähnlicher notwendiger und hinreichender Bedingungen.

In diesem Zusammenhang will der Verfasser dankbar erwähnen, daß Herr Klaus Vala ihn auf die Möglichkeit, die Betrachtungen von Stenholm noch einfacher zu gestalten, aufmerksam gemacht hat.

Im folgenden werden wir die Herleitung von Stenholm und Vala kurz wiedergeben.

1.6. Man bezeichne mit J^* die zu der durch (1.3) erklärten Transformation J in bezug auf $H|U$ adjungierte (stetige) lineare Transformation des Raumes $(U, H|U)$,

$$H(Ju, v) = H(u, J^*v).$$

Der Kern $K(J^*)$ von J^* fällt mit dem rechtsseitigen ausgearteten Raum U^0 von $B|U$ zusammen,

$$U^0 = K(J^*).$$

Bekanntlich läßt der Raum U sich als die in bezug auf $H|U$ orthogonale Summe von dem Kern U^0 der Transformation J^* und von der (in bezug auf $H|U$) abgeschlossenen Hülle $\overline{JU}$ des Wertevorrats JU von J darstellen:

$$U = U^0 \oplus \overline{JU}. \tag{1.8}$$

Jedes Element $u \in U$ ist folglich eindeutig in die Summe $u = u^0 + u^1$ mit $u^0 \in U^0$ und $u^1 \in \overline{JU}$ zerlegbar.

Wir werden den folgenden Satz beweisen:

Das Element $a_U \in U$ ist in dem Wertevorrat JU von J dann und nur dann enthalten, wenn die Relationen $a_U \in \overline{JU}$ und $J^* a_U \in J^* JU$ bestehen.

Es soll nur gezeigt werden, daß ein Element $a_U \in U$ mit den Eigenschaften $a_U \in \overline{JU}$ und $J^* a_U \in J^* JU$ im Wertevorrat JU enthalten ist (die Umkehrung ist ja trivial). Aus $J^* a_U \in J^* JU$ folgt die Existenz eines Elementes $p \in U$, für das $J^* a_U = J^* Jp$ gilt. Also ist $a_U - Jp$ ein Element aus $K(J^*) = U^0$. Weil andererseits $a_U - Jp$ in $\overline{JU}$ enthalten ist, ergibt sich nach (1.8) die Beziehung $a_U - Jp = 0$, und a_U liegt also im Wertevorrat JU.

1.7. Man betrachte die stetige lineare Transformation

$$S = J^* J$$

des Raumes $(U, H|U)$ etwas näher. Diese Transformation ist in bezug auf $H|U$ selbstadjungiert und positiv:

$$H(Su, v) = H(u, Sv), \quad H(Su, u) \geq 0.$$

Somit besitzt S eine Spektraldarstellung

$$S = J^*J = \int_{\lambda=-0}^{\beta^2} \lambda \, d_n F_\lambda. \tag{1.9}$$

Mit Hilfe des in 1.4 angegebenen für die Hermitesche Transformation S gültigen Browderschen Satzes kann man das Resultat des vorigen Abschnittes auch folgenderweise aussprechen:

Damit das Element $a_U = a_U^0 + a_U^1$ *(*$a_U^0 \in U^0$, $a_U^1 \in \overline{JU}$*) im Wertevorrat JU von J enthalten sei, ist es notwendig und hinreichend, daß die beiden Bedingungen*

$$a_U^0 = 0, \tag{1.10a}$$

$$\int_{\lambda=0}^{\beta^2} \lambda^{-2} \, d_\lambda \, H(F_\lambda J^* a_U^1, J^* a_U^1) < \infty \tag{1.10b}$$

erfüllt sind, wobei $\{F_\lambda\}$ *die durch (1.9) erklärte Spektralschar der Transformation* $S = J^*J$ *bezeichnet.*

In (1.10b) hat man als die untere Integrationsgrenze 0 statt -0 schreiben können, weil $J^* a_U^1$ im Sinne von $H|U$ zu dem Kern $K(J) = U_0$ von J orthogonal ist und weil $K(J)$ mit dem Kern $K(S) = (F_{+0} - F_{-0}) U$ von S zusammenfällt.

1.8. Falls T eine lineare Transformation des Raumes U mit der Eigenschaft

$$TT^* = JJ^*$$

ist, so haben T und J denselben Wertevorrat: $TU = JU$. Aus dieser Tatsache hat Stig Stenholm [37] weitere notwendige und hinreichende Spektralbedingungen gefolgert, von denen wir noch eine erwähnen wollen.

Es sei T die in bezug auf $H|U$ positive Quadratwurzel der selbstadjungierten und positiven stetigen linearen Transformation

$$\tilde{S} = JJ^* = \int_{\lambda=-0}^{\beta^2} \lambda \, d_\lambda \tilde{F}_\lambda \tag{1.11}$$

des Raumes $(U, H|U)$. Folglich ist T eine selbstadjungierte und positive stetige lineare Transformation des Raumes $(U, H|U)$, und man hat die Spektraldarstellung

$$T = \int_{\lambda=-0}^{\beta^2} (+\sqrt{\lambda}) \, d_\lambda \tilde{F}_\lambda.$$

Es gilt der Satz:

Das Element $a_U (\in U)$ ist im Wertevorrat JU von J dann und nur dann enthalten, wenn die Bedingung

$$\int_{\lambda=-0}^{\beta^2} \lambda^{-1} \, d_\lambda \, H(\widetilde{F}_\lambda \, a_U, \, a_U) < \infty \qquad (1.12)$$

erfüllt ist, wobei $\{\widetilde{F}_\lambda\}$ die in (1.11) eingeführte Spektralschar der Transformation $\widetilde{S} = JJ^*$ ist.

1.9. Rolf Nevanlinna hat in seinen unveröffentlichten Vorträgen in Zürich (1952), Helsinki (1953) und Ann Arbor (1953) sowie auch kurz in seiner Arbeit [32] auf die Möglichkeit hingewiesen, mit Hilfe der in bezug auf eine indefinite Bilinearform zu konstruierenden Normalen in gewissen Funktionenräumen das klassische Dirichletsche Prinzip auf Randwertprobleme allgemeiner (sogar nichtelliptischer) linearer partieller Differentialgleichungen zu erweitern.

Eine ähnliche Idee bei allgemeinen (selbstadjungierten) elliptischen Differentialgleichungen war auch schon früher in der in Einleitung zitierten Arbeit [38] von M. I. Višik dargestellt worden.

Das von Nevanlinna vorgeschlagene Programm ist für gewisse elliptische Differentialgleichungen von Ernst Hölder [14—16] und Stefan Hildebrandt [10—12] sowie von dem Verfasser [24—25] durchgeführt worden. Felix E. Browder [3—4], Walter Littman [23] und der Verfasser [27] haben auch die Existenz der schwachen Lösungen von einigen im Sinne von Hadamard „nichtkorrekt gestellten" Randwertproblemen nichtelliptischer Differentialgleichungen mit Hilfe der geschilderten Methode untersucht.

Wegen dieser Entwicklung sei auch auf die Artikel [5—6] von Charles L. Dolph hingewiesen.

2. Spektraldarstellung in bezug auf eine indefinite Bilinearform

2.1. Rolf Nevanlinna hat in [34] den Gedanken ausgesprochen, daß man in einem komplexen Hilbert-Raum (X, H) für die in bezug auf eine stetige komplexwertige Hermitesche Bilinearform B selbstadjungierten, stetigen linearen Transformationen A oder für die zugeordneten Bilinearformen $Q(x, y) = B(A\,x, y)$ unter gewissen einschränkenden Bedingungen eine Spektraldarstellung herleiten sollte, die der Spektraldarstellung der in bezug auf das Hilbertsche Skalarprodukt H selbstadjungierten, stetigen linearen Transformationen ähnlich ist.

Eine solche Theorie, allerdings für den Fall eines separablen Hilbert-Raumes, wurde von Erkki Pesonen [35] in Einzelheiten entwickelt. Neulich hat Rolf Kühne [20] unter denselben Voraussetzungen, doch ohne die Separabilität des Hilbert-Raumes zu fordern, die Ergebnisse von Pesonen in verschärfter Form hergeleitet.

Berichte über andere Resultate in dieser Richtung findet man in den Arbeiten von I. S. Iohvidov und M. G. Kreĭn [*17—18*], Heinz Langer [*21*], Ju. P. Ginzburg und I. S. Iohvidov [*7—7'*].

Wir werden jetzt kurz über den Gedankengang und das Resultat von Kühne referieren.

2.2. *Es sei $B(x, y)$ eine stetige komplexwertige Hermitesche Bilinearform auf dem komplexen Hilbert-Raum (X, H).*

Wir setzen voraus, daß die durch den Satz von M. Fréchet und F. Riesz

$$B(x, y) = H(Jx, y) = H(x, Jy) \tag{2.1}$$

erklärte, in bezug auf H selbstadjungierte stetige lineare Transformation J des Raumes (X, H) die spezielle Gestalt

$$J = P_1 - P_2$$

besitzt, wobei P_1 und P_2 zwei H-orthogonale Projektionstransformationen mit der Eigenschaft

$$P_1 + P_2 = I$$

sind (I bezeichnet die identische Transformation des Raumes X).

Die Transformation J besitzt dann die Inverse

$$J^{-1} = P_1 - P_2 = J,$$

und es gilt

$$\sup_{H(x)=1} H(Jx) = 1.$$

Wir führen die Punktmengen

$$B^+ = \{x \in X \mid B(x, x) = H(Jx, x) > 0\},$$

$$B^0 = \{x \in X \mid B(x, x) = H(Jx, x) = 0\},$$

$$B^- = \{x \in X \mid B(x, x) = H(Jx, x) < 0\}$$

des Raumes X ein.

Unter den obigen Voraussetzungen kann man, wie Pesonen in [*35*] bemerkt hat, jeder stetigen komplexwertigen Hermiteschen Bilinearform $Q(x, y)$ des Raumes (X, H) mit Hilfe des Satzes von Fréchet und Riesz eine in bezug auf B selbstadjungierte und in bezug auf H stetige lineare Transformation A des Raumes X so zuordnen, daß

$$Q(x, y) = B(Ax, y) = B(x, Ay) \tag{2.2}$$

für alle $x, y \in X$ gilt. Zu jeder Bilinearform Q der erwähnten Art erkläre man die Punktmengen

$$Q^+ = \{x \in X \mid Q(x, x) = B(A\,x, x) > 0\},$$
$$Q^0 = \{x \subset X \mid Q(x, x) = B(A\,x, x) = 0\},$$
$$Q^- = \{x \in X \mid Q(x, x) = B(A\,x, x) < 0\}.$$

Die Menge derjenigen stetigen komplexwertigen Hermiteschen Bilinearformen $Q(x, y)$ des Raumes (X, H), für die

$$Q^0 \cap B^0 = \{0\}$$

ist, sei mit Λ_B bezeichnet.

Ferner sei Λ_B^+ die von solchen Bilinearformen $Q \in \Lambda_B$, für die

$$B^0 - \{0\} \subset Q^+$$

gilt, gebildete Untermenge von Λ_B.

Wegen der Beweise folgender Ergebnisse sei auf Kühne [20] hingewiesen (das erste Resultat findet man auch bei Pesonen [35]):

Aus $Q \in \Lambda_B$ folgt entweder $Q \in \Lambda_B^+$ oder $-Q \in \Lambda_B^+$.

Zu jedem Q aus Λ_B^+ gibt es eine größte Konstante $\mu > -\infty$ derart, daß für alle $x \in X$

$$Q(x, x) = B(A\,x, x) \geqq \mu B(x, x) \tag{2.3}$$

gilt. Ohne Einschränkung der Allgemeinheit kann man hier $\mu \geqq 0$ annehmen (sonst könnte man statt Q die Bilinearform $-Q$ bezüglich der Bilinearform $-B$ betrachten).

2.3. *Es sei Q eine Bilinearform aus Λ_B^+ und A die durch (2.2) zugeordnete lineare Transformation. Wir setzen zusätzlich voraus, daß zu Q eine Konstante $\tau > 0$ existiert, mit der für alle $x \in B^+ \cup B^0$*

$$Q(x, x) = B(A\,x, x) \geqq \tau H(x, x) \tag{2.4}$$

gilt.

Weil $|B(x)| \leqq H(x)$ für alle $x \in X$ ist, folgt aus (2.3) und (2.4)

$$\mu \geqq \tau > 0.$$

Der Beweis von Kühne [20] geht dann weiter durch die folgenden Etappen:

Unter den erwähnten Voraussetzungen existiert eine Konstante $\varrho > 0$ derart, daß für alle $x \in B^-$

$$Q(x, x) - (\mu - \varrho) B(x) = B(A\,x, x) - (\mu - \varrho) B(x) > \varrho H(x)$$

gilt.

Die in bezug auf H stetige Hermitesche Bilinearform

$$R(x, y) = Q(x, y) - (\mu - \varrho) B(x, y) = B(A x, y) - (\mu - \varrho) B(x, y)$$

wird jetzt ein Skalarprodukt des Raumes X sein, für das die entsprechende quadratische Form auf X positiv definit ist und das dieselbe Topologie wie H erzeugt. Die (in bezug auf B selbstadjungierte und in bezug auf H stetige) lineare Transformation A ist in bezug auf R sowohl stetig als selbstadjungiert: $R(A x, y) = R(x, A y)$.

2.4. Durch Anwendung der üblichen Theorie der Spektraldarstellung von stetigen selbstadjungierten linearen Transformationen eines Hilbert-Raumes auf den Hilbert-Raum (X, R) erhält man den Spektralsatz von Erkki Pesonen [35] und Rolf Kühne [20]:

Auf dem komplexen Hilbert-Raum (X, H) sei eine komplexwertige Hermitesche Bilinearform B, die den im Anfang von 2.2 gestellten Voraussetzungen genügt, gegeben.

Es sei Q eine Bilinearform aus der Klasse Λ_B^+ und A die dieser Bilinearform Q durch (2.2) zugeordnete lineare Transformation. Die Bilinearform Q genüge der Bedingung (2.4) für alle $x \in B^+ \cup B^0$.

Schließlich sei C eine mit A vertauschbare, in bezug auf H stetige und in bezug auf B selbstadjungierte lineare Transformation des Raumes X: Es gelten also die Relationen

$$C A = A C, \quad H(C x) \leqq \gamma H(x), \quad B(C x, y) = B(x, C y),$$

wobei $\gamma \geqq 0$ eine Konstante (unabhängig von x) ist.

Zu der Transformation C existiert genau eine Schar $\{G_\lambda\}$ $(-\gamma \leqq \lambda \leqq +\gamma)$ von bezüglich H stetigen und bezüglich B selbstadjungierten linearen Transformationen des Raumes X mit den Eigenschaften (hier bezeichnet O die Nulltransformation und I die identische Transformation des Raumes X)

$$G_{-\gamma} = O, \quad G_{+\gamma} = I,$$

$$G_\xi G_\eta = G_\eta G_\xi = G_\xi \quad \text{für} \quad \xi \leqq \eta,$$

$$G_{\lambda+0} = G_\lambda \quad \text{für} \quad 0 < \lambda < +\gamma,$$

$$G_{\lambda-0} = G_\lambda \quad \text{für} \quad -\gamma < \lambda < 0$$

und

$$C^r = \int\limits_{\lambda=-\gamma}^{+\gamma} \lambda^r d_\lambda G_\lambda \quad \text{für} \quad r = 0, 1, 2, \dots.$$

Jede mit C vertauschbare, in bezug auf H stetige lineare Transformation D des Raumes X ist mit allen Transformationen G_λ der Schar $\{G_\lambda\}$ vertauschbar: Aus $D C = C D$ folgt $D G_\lambda = G_\lambda D$ für $-\gamma \leqq \lambda \leqq +\gamma$.

3. Zerlegungsmajoranten indefiniter Bilinearformen

3.1. Rolf Nevanlinna hat in seinen Arbeiten [*30—34*] auch Eigenschaften von Majoranten indefiniter Bilinearformen betrachtet. Wegen verschiedener Fragestellungen bezüglich solcher Majoranten sei auf die Arbeiten von Magnus R. Hestenes [*9*], N. Aronszajn [*1*] und Erhard Scheibe [*36*] hingewiesen. Ju. P. Ginzburg und I. S. Iohvidov referieren in ihrer Arbeit [*7—7'*] auch über die verwandte Entwicklung der sowjetischen Forschung. Im Anschluß an die Monographie [*19*] von Gottfried Köthe hat Gerd Wittstock in seinen Arbeiten [*41—43*] die Theorie der Majoranten indefiniter Bilinearformen zur erneuten Behandlung genommen.

Im folgenden werden wir ganz kurz über eine von Gerd Wittstock [*43*] auf eine Frage von Rolf Nevanlinna [*34*] gegebene Antwort berichten.

3.2. *Mit (X, B) bezeichnen wir einen komplexen linearen Raum X, versehen mit einer komplexwertigen Hermiteschen Bilinearform B. Wir nehmen an, daß die Bilinearform B auf X nichtausgeartet ist: Falls $B(x, y) = 0$ für alle $y \in X$ gilt, ist $x = 0$.*

(Man bemerke, daß auf dem Raum X jetzt kein Hilbertsches Skalarprodukt und a priori auch keine Topologie vorhanden ist.)

Der Raum X sei im algebraischen Sinne in die direkte Summe seiner linearen Unterräume X_1 und X_2 zerlegt. Die Projektionstransformation von X auf X_1 bzw. X_2 in der Richtung von X_2 bzw. X_1 sei mit P_1 bzw. P_2 bezeichnet.

Falls die Relation

$$B(x, y) = B(P_1 x, P_1 y) + B(P_2 x, P_2 y)$$

für alle $x, y \in X$ gilt, hat man *eine direkte Zerlegung des Raumes (X, B)*:

$$(X, B) = (X_1, B|X_1) \oplus (X_2, B|X_2).$$

Die Summanden $(X_1, B|X_1)$ und $(X_2, B|X_2)$ sind wieder komplexe lineare Räume, die mit komplexwertigen Hermiteschen nichtausgearteten Bilinearformen $B|X_1$ bzw. $B|X_2$ versehen sind. Die Unterräume X_1 und X_2 von X sind folglich in bezug auf die Bilinearform B zueinander orthogonal.

Eine direkte Zerlegung

$$(X, B) = (X^+, B|X^+) \oplus (X^-, B|X^-) \tag{3.1}$$

des Raumes (X, B), bei der die den Bilinearformen $B|X^+$ und $-B|X^-$ entsprechenden quadratischen Formen auf X^+ bzw. X^- positiv definit sind, wird *eine kanonische Zerlegung des Raumes (X, B)* genannt.

3.3. Es gilt der Zerlegungssatz von Magnus R. Hestenes [9] und Rolf Nevanlinna [31]:

Es sei B eine stetige komplexwertige Hermitesche nichtausgeartete Bilinearform auf einem komplexen Hilbert-Raum (X, H). Dann existiert eine kanonische Zerlegung

$$(X, B) = (X^+, B\,|\,X^+) \oplus (X^-, B\,|\,X^-)$$

des Raumes (X, B). Die Unterräume X^+ und X^- von X sind in bezug auf die Bilinearform B und auch auf das Hilbertsche Skalarprodukt H zueinander orthogonal.

3.4. Sei wieder (X, B) ein komplexer linearer Raum, versehen mit einer komplexwertigen Hermiteschen nichtausgearteten Bilinearform. Dieser Raum (X, B) habe eine kanonische Zerlegung (3.1). Die zugehörigen Projektionstransformationen von X auf X^+ und X^- in der Richtung von X^- bzw. X^+ seien P^+ bzw. P^-. Die durch

$$M(x, y) = B(P^+ x, y) - B(P^- x, y)$$

auf X erklärte komplexwertige Hermitesche Bilinearform M heißt *die von der kanonischen Zerlegung (3.1) erzeugte Zerlegungsmajorante der Bilinearform B:* Die quadratische Form $M(x) = M(x, x)$ ist auf X positiv definit, und es gilt

$$|B(x, y)|^2 \leqq M(x)\,M(y)$$

für alle $x, y \in X$.

3.5. Durch Zuhilfenahme von tiefliegenden Resultaten aus der Theorie der topologischen linearen Räume hat Gerd Wittstock [43] bewiesen:

Alle Zerlegungsmajoranten einer stetigen komplexwertigen Hermiteschen nichtausgearteten Bilinearform auf einem komplexen Banach-Raum sind (topologisch) äquivalent.

Aus diesem Resultat und aus dem oben in 3.3 erwähnten Zerlegungssatz von Hestenes und Nevanlinna erhält Gerd Wittstock [43] die folgende Antwort auf eine von Rolf Nevanlinna [34] gestellte Frage:

Auf einem komplexen Hilbert-Raum hat eine stetige komplexwertige Hermitesche nichtausgeartete Bilinearform eine bis auf Äquivalenz eindeutig bestimmte Zerlegungsmajorante.

Gerd Wittstock [43] hat auch noch ein Beispiel von einer auf einem komplexen Fréchet-Raum stetigen komplexwertigen Hermiteschen nichtausgearteten Bilinearform konstruiert, für die nicht alle Zerlegungsmajoranten äquivalent sind.

Literatur

[1] Aronszajn, N.: Quadratic forms on vector spaces. Proceedings of the International Symposium on Linear Spaces, Jerusalem 1960, 29—87. Jerusalem: The Israel Academy of Sciences and Humanities (Jerusalem Academic Press / Pergamon Press) 1961.

[2] Bleuler, K.: Eine neue Methode zur Behandlung der longitudinalen und skalaren Photonen. Helv. Phys. Acta 23, 567—586 (1950).

[3] Browder, F. E.: A remark on the Dirichlet problem for non-elliptic self-adjoint partial differential operators. Rend. Circ. Mat. Palermo (II) 6, 249—253 (1957).

[4] — On the Dirichlet problem for linear non-elliptic partial differential equations, II. Rend. Circ. Mat. Palermo (II) 7, 303—308 (1958).

[5] Dolph, C. L.: The mathematician grapples with linear problems associated with the radiation condition. Proceedings of the Symposium on Electromagnetic Wave Theory, The University of Michigan 1955. IRE Trans. Antennas and Propagation 4, 302—311 (1956).

[6] — Recent developments in some non-self-adjoint problems of mathematical physics. Bull. Amer. Math. Soc. 67, 1—69 (1961).

[7] Ginzburg, Yu. P., and I. S. Iokhvidov: The geometry of infinite-dimensional spaces with a bilinear metric. Russian Math. Surveys 17 (4), 1—51 (1962). [Aus der russischen Originalarbeit in Uspehi Mat. Nauk (Nov. Ser.) 17 (4) (106), 3—56 (1962), übersetzt von I. R. Porteous.]

[7'] Ginzburg, Ju. P., and I. S. Iohvidov: A study of the geometry of infinite-dimensional spaces with a bilinear metric. Chestnut Hill (Mass.): Department of Mathematics, Boston College 1964. [Hektographiert. Aus derselben Originalarbeit wie [7] übersetzt von R. L. Fox jr.]

[8] Gupta, S. N.: Theory of longitudinal photons in quantum electrodynamics. Proc. Phys. Soc. A 63, 681—691 (1950).

[9] Hestenes, M. R.: Applications of the theory of quadratic forms in Hilbert space to the calculus of variations. Pacific J. Math. 1, 525—581 (1951).

[10] Hildebrandt, S.: Rand- und Eigenwertaufgaben bei stark elliptischen Systemen linearer Differentialgleichungen. Math. Ann. 148, 411—429 (1962).

[11] — Über das alternierende Verfahren von Schwarz bei positiv definiten selbstadjungierten Differentialgleichungssystemen. Colloquium on Mathematical Analysis / Kolloquium über mathematische Analysis, Helsinki 1962. Ann. Acad. Sci. Fenn. A I 336 (2) (1963).

[12] — Einige konstruktive Methoden bei Randwertaufgaben für lineare partielle Differentialgleichungssysteme und in der Theorie harmonischer Differentialformen. I. J. Reine Angew. Math. 213, 66—88 (1963).

[13] —, and E. Wienholtz: Constructive proofs of representation theorems in separable Hilbert space. Comm. Pure Appl. Math. 17, 369—373 (1964).

[14] Hölder, E.: Über die partiellen Differentialgleichungssysteme der mehrdimensionalen Variationsrechnung. Jber. Deutsch. Math.-Verein. 62, 34—52 (1959).

[15] — Beweise einiger Ergebnisse aus der Theorie der 2. Variation mehrfacher Extremalintegrale. Math. Ann. 148, 214—225 (1962).

[16] — Mit harmonischen Feldern verwandte Differentialformen unter Rand- und Anfangsbedingungen. Colloquium on Mathematical Analysis / Kolloquium über mathematische Analysis, Helsinki 1962. Ann. Acad. Sci. Fenn. A I 336 (7) (1963).

[17] IOHVIDOV, I. S., and M. G. KREĬN: Spectral theory of operators in spaces with an indefinite metric. I. Amer. Math. Soc. Transl. (2) **13**, 105—175 (1960). [Aus der russischen Originalarbeit in Trudy Moskov. Mat. Obšč. **5**, 367—432 (1956), übersetzt von J. L. B. COOPER.]

[18] — — Spectral theory of operators in spaces with an indefinite metric. II. Amer. Math. Soc. Transl. (2) **34**, 283—373 (1963). [Aus der russischen Originalarbeit in Trudy Moskov. Mat. Obšč. **8**, 413—496 (1959), übersetzt von J. L. B. COOPER.]

[19] KÖTHE, G.: Topologische lineare Räume. I. Grundlehren der mathematischen Wissenschaften **107**. Berlin-Göttingen-Heidelberg: Springer 1960.

[20] KÜHNE, R.: Über eine Klasse J-selbstadjungierter Operatoren. Math. Ann. **154**, 56—69 (1964).

[21] LANGER, H.: Zur Spektraltheorie J-selbstadjungierter Operatoren. Math. Ann. **146**, 60—85 (1962).

[22] LAX, P. D., and A. N. MILGRAM: Parabolic equations. Contributions to the Theory of Partial Differential Equations. Annals of Mathematics Studies **33**, 167—190. Princeton (N. J.): Princeton University Press 1954.

[23] LITTMAN, W.: Remarks on the Dirichlet problem for general linear partial differential equations. Comm. Pure Appl. Math. **11**, 145—151 (1958).

[24] LOUHIVAARA, I. S.: Über das erste Randwertproblem für die Differentialgleichung $u_{xx} + u_{yy} + qu + f = 0$. Akademische Abhandlung. Ann. Acad. Sci. Fenn. A I **183** (1954).

[25] — Über das zweite und dritte Randwertproblem für die Differentialgleichung $u_{xx} + u_{yy} + qu + f = 0$. Commentationes in honorem Rolf Herman Nevanlinna die natali eius sexagesimo. Ann. Acad. Sci. Fenn. A I **203** (1955).

[26] — Bemerkung zur Theorie der Nevanlinnaschen Räume. Ann. Acad. Sci. Fenn. A I **232** (1956).

[27] — Über das Dirichletsche Problem für die selbstadjungierten linearen partiellen Differentialgleichungen zweiter Ordnung. Rend. Circ. Mat. Palermo (II) **5**, 260—274 (1956).

[28] — Zur Theorie der Unterräume in linearen Räumen mit indefiniter Metrik. Ann. Acad. Sci. Fenn. A I **252** (1958).

[29] — Über verschiedene Metriken in linearen Räumen. Ann. Acad. Sci. Fenn. A I **282** (1960).

[30] NEVANLINNA, R.: Über metrische lineare Räume. II. Bilinearformen und Stetigkeit. Ann. Acad. Sci. Fenn. A I **113** (1952).

[31] — Über metrische lineare Räume. III. Theorie der Orthogonalsysteme. Ann. Acad. Sci. Fenn. A I **115** (1952).

[32] — Erweiterung der Theorie des Hilbertschen Raumes. Medd. Lunds Univ. Mat. Sem. Supplementband tillägnat Marcel Riesz. Tome supplémentaire dédié à Marcel Riesz, 160—168 (1952).

[33] — Über metrische lineare Räume. IV. Zur Theorie der Unterräume. Ann. Acad. Sci. Fenn. A I **163** (1954).

[34] — Über metrische lineare Räume. V. Relationen zwischen verschiedenen Metriken. Ann. Acad. Sci. Fenn. A I **222** (1956).

[35] PESONEN, E.: Über die Spektraldarstellung quadratischer Formen in linearen Räumen mit indefiniter Metrik. Ann. Acad. Sci. Fenn. A I **227** (1956).

[36] SCHEIBE, E.: Über hermitische Formen in topologischen Vektorräumen. I. Ann. Acad. Sci. Fenn. A I **294** (1960).

[37] STENHOLM, S.: On linear equations in a Hilbert space. Ann. Acad. Sci. Fenn. A I **370** (1965).

[*38*] Višik, M. I.: Die Methode der orthogonalen Projektionen für allgemeine lineare selbstadjungierte elliptische Differentialgleichungen. Dokl. Akad. Nauk SSSR **58**, 957—960 (1947). [Russisch.]

[*39*] van der Waerden, B. L.: Zur Quantentheorie der Wellenfelder. Helv. Phys. Acta **36**, 945—962 (1963).

[*40*] Wittstock, G.: Über koerzive indefinite Metriken. Ann. Acad. Sci. Fenn. A I **347** (1964).

[*41*] — Über Majoranten indefiniter Bilinearformen. Inaugural-Dissertation. Berlin: Mathematisch-Naturwissenschaftliche Fakultät, Freie Universität Berlin 1965.

[*42*] — Über Majoranten indefiniter Bilinearformen. Ann. Acad. Sci. Fenn. A I **381** (1966).

[*43*] — Über Zerlegungsmajoranten indefiniter Metriken. Math. Z. **91**, 421—430 (1966).

[*44*] — Über invariante Teilräume zu positiven Transformationen in Räumen mit indefiniter Metrik. Math. Ann. [Erscheint demnächst.]

Operatorwertige analytische Funktionen und das Lemma von Julia*

Albert Pfluger

1. Angeregt durch die Untersuchungen von R. Nevanlinna über asymptotische Entwicklungen beschränkter Funktionen und das Stieltjessche Momentenproblem (vgl. [1] im Literaturverzeichnis) wird hier eine Verallgemeinerung des Juliaschen Lemmas auf eine Klasse von operatorwertigen analytischen Funktionen angegeben. In einer seiner klassischen Formen lautet es ([2], [1]):

Satz A. Es sei f eine holomorphe Funktion in der oberen Halbebene $H_+ = \{z \mid \operatorname{Im} z > 0\}$, die nirgends einen positiven Imaginärteil hat und die für eine reelle Konstante a eine Entwicklung besitzt von der Form $f(z) = \dfrac{a}{z} + R(z)$, wo R für jedes $\delta > 0$ im Winkelraum $W_\delta = \{z \mid \delta \leq \arg z \leq \pi - \delta\}$ der Bedingung $\lim\limits_{z \to \infty} z R(z) = 0$ genügt. Dann ist $a \geq 0$ und für $\operatorname{Im} z \geq y_0 > 0$ liegt $f(z)$ auf der Kreisscheibe $\left\{w \;\middle|\; \left|w + \dfrac{ia}{2y_0}\right| \leq \dfrac{a}{2y_0}\right\}$. Liegt $f(z)$ für ein $z_0 = x_0 + i y_0$ auf dem Rand dieses Kreises, so ist f die Möbiustransformation $z \rightsquigarrow \dfrac{a}{z - a_1}$:

Es wird der folgende in [1] bewiesene Hilfssatz verwendet werden.

Hilfssatz. Es sei die Funktion f in H_+ holomorph und dort $\operatorname{Im} f(z) \leq 0$. Gilt $\lim\limits_{r \to \infty} r f(r e^{i\varphi}) = 0$ für eine Richtung φ, $0 < \varphi < \pi$, so verschwindet $f(z)$ identisch.

2. Es sei $\mathscr{H}$ ein komplexer Hilbertscher Raum, mit Elementen $\xi, \eta, \zeta, \ldots$ mit dem Skalarprodukt $(.,.)$ und der Norm $|\cdot|$. $\mathscr{B}$ bezeichne die Algebra der beschränkten Operatoren auf $\mathscr{H}$ und $\mathscr{R}$ die Menge der hermiteschen Operatoren in $\mathscr{B}$. Jedes $C \in \mathscr{B}$ ist eindeutig in der Form $C = A + iB$ darstellbar, wo A und B in $\mathscr{R}$ sind. Wir nennen aus Analogie zu den komplexen Zahlen A den Real- und B den Imaginärteil von C: $A = \operatorname{Re} C$, $B = \operatorname{Im} C$. $I \in \mathscr{B}$ bezeichnet die Identität, $\sigma(A)$ das Spektrum von A. Für $A \in \mathscr{R}$ ist $\sigma(A)$ reell und wir setzen

$$\lambda(A) = \min \sigma(A), \qquad \Lambda(A) = \max \sigma(A).$$

* Dies ist die Verallgemeinerung eines Teils des am Nevanlinna-Kolloquium unter dem Titel „Matrixwertige analytische Funktionen" gegebenen Vortrags. Auf die dort erwähnte Parallele zu Nevanlinnas Theorie des Stieltjesschen Momentenproblems (vgl. [1]) soll an anderer Stelle zurückgekommen werden.

Für einen hermiteschen Operator A schreiben wir

$$A \geqq 0, \quad \text{wenn } (A\xi, \xi) \geqq 0 \quad \text{für jedes } \xi \text{ aus } \mathcal{H},$$

$$A > 0, \quad \text{wenn } (A\xi, \xi) > 0 \quad \text{für jedes } \xi \neq 0 \text{ aus } \mathcal{H},$$

$$A \gg 0, \quad \text{wenn es eine positive Zahl } \varepsilon \text{ gibt mit } (A\xi, \xi) \geqq \varepsilon |\xi|^2$$

für $\xi \in \mathcal{H}$. $A \geqq 0$ ist also gleichbedeutend mit $\lambda(A) \geqq 0$, $A \gg 0$ mit $\lambda(A) > 0$ und es gilt $A > 0$ genau dann, wenn $\lambda(A) \geqq 0$ und 0 kein Eigenwert von A ist. Zwischen zwei Operatoren in $\mathcal{R}$ besteht die Relation $A \leqq B$, wenn $B - A \geqq 0$ ist. Dadurch wird in $\mathcal{R}$ eine Halbordnung definiert. Es bedeutet $A \leqq B$ jedoch nicht dasselbe wie $A < B$ (d.i. $B - A > 0$) oder $A = B$. Wir setzen $A \ll 0$, < 0 oder $\leqq 0$, wenn $-A \gg 0$, > 0 oder $\geqq 0$ ist. $A \ll 0$ ist somit gleichbedeutend mit $\Lambda(A) < 0$. Bekannt ist das folgende

Lemma. Sind A und B in $\mathcal{R}$ und ist $A \ll 0$, so besitzt $C = A + iB$ in $\mathcal{B}$ einen inversen Operator C^{-1}.

Beweis: Wegen $A \ll 0$ gibt es eine positive Zahl $\varepsilon > 0$ mit $A < -\varepsilon I$. Nun gilt

$$|(I + A + iB)\xi|^2 = |\xi|^2 + 2(A\xi, \xi) + |A\xi|^2 + |B\xi|^2 + 2 \operatorname{Im}(A\xi, B\xi) \quad (1)$$

für $\xi \in \mathcal{H}$. Setzt man $M = \max\{\|A\|, \|B\|\}$ und ersetzt man C durch ϱC und damit A durch ϱA und B durch ϱB, wo ϱ eine beliebige positive Zahl ist, so folgt aus (1) für alle ξ mit $|\xi| = 1$

$$|(I + \varrho C)\xi|^2 \leqq 1 - 2\varrho\varepsilon + 4M\varrho^2$$

und schließlich

$$\|I + \varrho C\|^2 < 1 - 2\varrho\varepsilon + 4M\varrho^2.$$

Für ϱ zwischen 0 und $\varepsilon/2M$ ist die rechte Seite kleiner als 1. Für ein solches ϱ besitzt also ϱC und somit auch C einen inversen Operator in $\mathcal{B}$.

3. Eine Abbildung F von H_+ in $\mathcal{B}$ heißt holomorph, wenn für jedes $z \in H_+$ im Sinne der Operatorennorm $\lim\limits_{z' \to z} \dfrac{F(z') - F(z)}{z' - z}$ existiert. Für jedes ξ und η aus $\mathcal{H}$ ist dann $z \leadsto (F(z)\xi, \eta)$ eine in H_+ komplex-analytische Funktion. Wegen der eindeutigen Darstellung von $F(z)$ in der Form $F(z) = U(z) + iV(z)$, $U(z)$ und $V(z)$ in $\mathcal{R}$ wird durch $z \leadsto U(z)$ eine Abbildung U und durch $z \leadsto V(z)$ eine Abbildung V von H_+ in $\mathcal{R}$ definiert. Wir nennen U den Realteil und V den Imaginärteil von F. Für ξ und η aus $\mathcal{H}$ definieren die Skalarprodukte $(U(z)\xi, \eta)$ und $(V(z)\xi, \eta)$ konjugiert harmonische Funktionen in H_+.

Die holomorphen Abbildungen von H_+ in $\mathcal{B}$ mit nicht-positivem Imaginärteil, $V(z) \leqq 0$, $z \in H_+$, bilden die Klasse $\mathcal{N}$ (Nevanlinna-Klasse).

Satz 1. Für eine Funktion $F = U + iV$ der Klasse $\mathcal{N}$ sind nur folgende zwei Fälle möglich:

a) Es ist $V(z) \ll 0$ für jedes $z \in H_+$. In diesem Fall existiert zu $F(z)$ der inverse Operator $F^{-1}(z)$ und es wird durch $z \rightsquigarrow F^{-1}(z)$ eine holomorphe Abbildung von H_+ in $\mathcal{B}$ definiert.

b) Für kein z in H_+ ist $V(z) \ll 0$ [d.i. $\Lambda(V(z)) = 0$ für alle $z \in H_+$]. In diesem Fall existiert $V^{-1}(z)$ entweder für kein z in H_+ oder es existiert $V^{-1}(z)$ für jedes $z \in H_+$, ist aber nirgends beschränkt.

Beweis. (i) Zur Vereinfachung der Schreibweise setzen wir $\Lambda(V(z)) = \Lambda(z)$. F und damit auch V sind stetig in der Operatorennorm, d.i.

$$\lim_{z' \to z} \|V(z') - V(z)\| = 0 \quad \text{für} \quad z \in H_+.$$

Es ist

$$\Lambda(z) = \sup_{|\xi| = 1} \big(V(z)\xi, \xi \big),$$

also

$$\big(V(z')\xi, \xi \big) \leqq \Lambda(z) + \big((V(z') - V(z))\xi, \xi \big)$$

$$\leqq \Lambda(z) + \|V(z') - V(z)\|$$

für alle ξ mit $|\xi| = 1$ und somit

$$\Lambda(z') \leqq \Lambda(z) + \|V(z') - V(z)\|.$$

Hieraus und aus der entsprechenden durch Vertauschen von z und z' erhaltenen Ungleichung folgt dann

$$|\Lambda(z') - \Lambda(z)| \leqq \|V(z') - V(z)\|, \quad z, z' \in H_+. \tag{2}$$

Die Mittelwerteigenschaft harmonscher Funktionen ergibt für jedes ξ mit $|\xi| = 1$

$$\big(V(z)\xi, \xi \big) = \frac{1}{2\pi} \int_0^{2\pi} \big(V(z + \varrho e^{i\Theta})\xi, \xi \big) d\Theta \leqq \frac{1}{2\pi} \int_0^{2\pi} \Lambda(z + \varrho e^{i\Theta}) d\Theta$$

und daher

$$\Lambda(z) \leqq \frac{1}{2\pi} \int_0^{2\pi} \Lambda(z + \varrho e^{i\Theta}) d\Theta, \quad z \in H_+, \quad 0 < \varrho < \operatorname{Im} z. \tag{3}$$

Gemäß (2) und (3) wird also durch $z \rightsquigarrow \Lambda(z)$ auf H_+ eine stetige subharmonische Funktion Λ definiert. Gehört F zur Klasse $\mathcal{N}$, so ist $\Lambda \leqq 0$ und deshalb sind nur die folgenden zwei Fälle möglich: Entweder ist $\Lambda(z) < 0$ für alle $z \in H_+$ oder es ist $\Lambda(z) \equiv 0$ auf H_+. Im ersten Fall erfüllt der Operator $-iF(z) = V(z) - iU(z)$ die Voraussetzungen des Lemmas und daher besitzt $F(z)$ für jedes $z \in H_+$ in $\mathcal{B}$ einen inversen Operator $F^{-1}(z)$. Wir beweisen nun, daß die Abbildung $z \rightsquigarrow F^{-1}(z)$ von H_+ in $\mathcal{B}$ holomorph ist.

Zunächst zeigen wir, daß $\|F^{-1}(z)\|$ lokal beschränkt ist. Im Anschluß an die Überlegungen beim Beweis des Lemmas gibt es zu $z \in H_+$ eine Umgebung $Q(z) \subset H_+$, eine positive Zahl ϱ und ein positives $k < 1$, so daß

$$\|I + \varrho F(z')\| < k \quad \text{für} \quad z' \in Q(z).$$

Aus

$$F^{-1}(z') = -\varrho \sum_0^\infty \left(I + \varrho F(z')\right)^n$$

folgt dann

$$\|F^{-1}(z')\| < \frac{\varrho}{1-k}, \quad z' \in Q(z).$$

Die Identität

$$F^{-1}(z') - F^{-1}(z) = -F^{-1}(z)\left(F(z') - F(z)\right)F^{-1}(z') \tag{4}$$

ergibt die Stetigkeit von F^{-1} in der Operatorennorm. Dividiert man (4) durch $z' - z \,(\neq 0)$, so erkennt man die Existenz von

$$\lim_{z' \to z} \frac{F^{-1}(z') - F^{-1}(z)}{z' - z}.$$

Also ist F^{-1} holomorph.

(ii) Betrachten wir jetzt den zweiten Fall, daß $\Lambda(z) \equiv 0$ in H_+. Dann gehört 0 zum Spektrum von $V(z)$, $z \in H_+$. Nehmen wir nun an, daß für ein $z_0 \in H_+$ Null kein Eigenwert von $V(z_0)$ sei. Dann ist $\left(V(z_0)\xi, \xi\right) < 0$ für jedes von null verschiedene $\xi \in \mathscr{H}$. Denn $V(z_0)$ ist symmetrisch und nicht-positiv: ist dann $0 = \left(V(z_0)\xi, \xi\right) = \sup_{|\eta|=1} \left(V(z_0)\eta, \eta\right)$ für ein $\xi \neq 0$, so ist 0 ein Eigenwert und ξ ein Eigenvektor von $V(z_0)$. Also gilt $\left(V(z_0)\xi, \xi\right) < 0$ für $\xi \neq 0$ und da durch $z \rightsquigarrow \left(V(z)\xi, \xi\right)$ eine nicht-positive harmonische Funktion definiert wird, folgt $\left(V(z)\xi, \xi\right) < 0$ überall in H_+ und für alle von null verschiedenen ξ in $\mathscr{H}$; es ist also 0 für kein $z \in H_+$ ein Eigenwert von $V(z)$. Daher ist der Operator $V(z)$ eineindeutig. Ferner ist sein Wertebereich dicht in $\mathscr{H}$, $z \in H_+$. Steht nämlich der Vektor η senkrecht auf dem Wertebereich von $V(z)$, also $(V(z)\xi, \eta) = 0$ für $\xi \in \mathscr{H}$, so folgt $\left(V(z)\eta, \eta\right) = 0$ und daraus $\eta = 0$. Für $z \in H_+$ existiert somit $V^{-1}(z)$ mit einem in $\mathscr{H}$ dichten Wertebereich. Da 0 zum Spektrum von $V(z)$ gehört, ist $V^{-1}(z)$ für kein z beschränkt.

(iii) Wir betrachten jetzt den Fall, wo 0 für ein $z_0 \in H_+$ ein Eigenwert von $V(z_0)$ ist. $\mathscr{E}(z_0) = \{\xi \mid V(z_0)\xi = 0\}$ ist der zugehörige Eigenraum. Für $\xi \in \mathscr{E}(z_0)$ ist dann $\left(V(z_0)\xi, \xi\right) = 0$ und daher $\left(V(z)\xi, \xi\right) \equiv 0$ in H_+. Daraus folgt, daß $V^{-1}(z)$ für kein z in H_+ existiert und daß der zu 0 gehörige Eigenraum von $V(z)$ von z unabhängig ist.

4. Die Verallgemeinerung des Lemmas von Julia lautet nun

Satz 2. Es sei F eine Funktion der Klasse $\mathscr{N}$ und es gelte für eine reelle Zahl a die Entwicklung

$$F(z) = \frac{a}{z} I + R(z) \tag{5}$$

mit $\|z\,R(z)\| \to 0$ für $z \to 0$ in W_δ, $\delta > 0$. Dann gilt

(i) Es ist $a \geqq 0$ und im Fall $a = 0$ ist F die Konstante Null.

(ii) Im Fall $a > 0$ gibt es eine Funktion F_1 der Klasse $\mathcal{N}$ mit

$$F(z) = a\left(zI - F_1(z)\right)^{-1}, \qquad z \in H_+, \tag{6}$$

wobei für jedes $\delta > 0$ und $z \to \infty$ in W_δ gilt $\dfrac{1}{|z|}\|F_1(z)\| \to 0$.

(iii) Für Im $z \geqq y_0 > 0$ liegt $F(z)$ auf der Kugel in $\mathscr{B}$ vom Radius $a/2y_0$ und dem Zentrum $-\dfrac{ia}{2y_0}\,I$, d.h. es gilt

$$\left\|F(z) + \frac{ia}{2y_0}\,I\right\| \leqq \frac{a}{2y_0}, \qquad \text{Im } z \geqq y_0. \tag{7}$$

(iv) Es gilt in (7) für ein $z_0 \in H_+$ das Gleichheitszeichen in dem Sinne, daß

$$\left|\left(F(z_0) + \frac{ia}{2y_0}\,I\right)\xi\right| = \frac{a}{2y_0}\,|\xi|$$

ist für alle $\xi \in \mathscr{H}$, dann und nur dann, wenn in (6) F_1 eine Konstante ist mit einem Wert aus $\mathscr{R}$.

Beweis. (i) Es ist

$$\Phi_\xi(z) = \left(F(z)\xi, \xi\right), \qquad \xi \in \mathscr{H}$$

eine komplex-analytische Funktion in H_+, deren Imaginärteil nirgends positiv ist und aus (5) folgt

$$\lim z\,\Phi_\xi(z) = a\,|\xi|^2,$$

wenn z in W_δ gegen Unendlich strebt. Da $iy\,\Phi_\xi(iy)$ nicht-negativen Realteil hat, ist $a \geqq 0$.

Im Falle $a = 0$ ist $F(z) = R(z)$, also $\lim\limits_{y \to \infty} y\,\Phi_\xi(iy) = 0$ und nach dem Hilfssatz in Nr. 1 verschwindet $\Phi_\xi(z)$ identisch für alle $\xi \in \mathscr{H}$. Dies gibt

$$0 = \left(F(z)\xi, \xi\right) = \left(U(z)\xi, \xi\right) + i\left(V(z)\xi, \xi\right),$$

also $\left(U(z)\xi, \xi\right) = 0$ und $\left(V(z)\xi, \xi\right) = 0$ für alle ξ und deshalb

$$U(z) = V(z) = 0 \quad \text{in } H_+.$$

Im Fall $a = 0$ ist also F die Konstante Null.

(ii) Im Fall $a > 0$ gibt es wegen (5) ein y_0 mit Im $F(iy_0) < \dfrac{-a}{2y_0}\,I$. Nach Satz 1 existiert dann $F^{-1}(z)$, $z \in H_+$, und $z \rightsquigarrow F^{-1}(z)$ definiert eine holomorphe Abbildung von H_+ in $\mathscr{B}$. Der Imaginärteil von $F^{-1}(z)$ ist stets positiv, denn es ist

$$\text{Im}\left(F^{-1}(z)\xi, \xi\right) = -\text{Im}\left(F(z)\eta, \eta\right) \quad \text{mit} \quad \xi = F(z)\eta, \qquad \eta \in \mathscr{H}.$$

Wir setzen

$$F_1(z) = zI - aF^{-1}(z). \tag{8}$$

Es gilt

$$\mathrm{Im}\,(F_1(z)\xi,\xi) < y|\xi|^2, \quad \xi\in\mathscr{H}, \quad z\in H_+. \tag{9}$$

Daraus folgt analog wie in [1], daß F_1 eine Funktion der Klasse $\mathscr{N}$ ist. Setzen wir nämlich jetzt $\Phi_\xi(z) = (F_1(z)\xi,\xi)$ und wählen wir zu $\varepsilon > 0$ ein positives δ mit $\sin\delta < \varepsilon$, so folgt aus (9)

$$\mathrm{Im}\,\Phi_\xi(z) < \varepsilon|z| \quad \text{für} \quad z\notin W_\delta \quad \text{und} \quad \xi\in\mathscr{H}. \tag{10}$$

Aus (5) folgt $\left\|\dfrac{z}{a}F(z) - I\right\| \to 0$, daraus $\left\|\dfrac{a}{z}F^{-1}(z) - I\right\| \to 0$ und dies ergibt

$$F_1(z) = o(z) \quad \text{für} \quad z\to\infty \quad \text{in } W_\delta. \tag{11}$$

Zusammen mit (10) folgt dann

$$\mathrm{Im}\,\Phi_\xi(z) < o(z) \quad \text{für} \quad z\to\infty \quad \text{in } H_+$$

und

$$\limsup_{y\downarrow 0}\,\mathrm{Im}\,\Phi_\xi(x+iy) \leqq 0, \quad x\in\mathscr{R}.$$

Der Phragmén-Lindelöfsche Satz gibt $\mathrm{Im}\,\Phi_\xi(z) \leqq 0$, für $\xi\in\mathscr{H}$, oder $\mathrm{Im}\,F_1(z) \leqq 0$ in H_+. F_1 gehört also zur Klasse $\mathscr{N}$ und die Behauptung (ii) des Satz 2 ergibt sich aus (11) und durch Auflösen von (8) nach $F(z)$.

(iii) Wir wählen nun $y_0 > 0$ und $\mathrm{Im}\,z \geqq y_0$. Aus (6) folgt, wenn für zI einfach z geschrieben wird:

$$F(z) + \frac{ia}{2y_0}I = \frac{ia}{2y_0}\left([z - iy_0 - F_1(z)] - iy_0\right)\left([z - iy_0 - F_1(z)] + iy_0\right)^{-1}.$$

Wir setzen $z - iy_0 - F_1(z) = y_0\cdot P(z)$. P ist dann eine holomorphe Abbildung von H_+ in $\mathscr{B}$ mit nicht-negativem Imaginärteil und es gilt

$$F(z) + \frac{ia}{2y_0}I = \frac{ia}{2y_0}\,(P(z) - iI)\,(P(z) + iI)^{-1}. \tag{12}$$

Es bleibt noch zu zeigen, daß der Operator

$$W(z) = (P(z) - iI)\,(P(z) + iI)^{-1} \tag{13}$$

kontraktiv (d.i. $|W(z)\xi| < |\xi|$ für $\xi\neq 0$) ist, wenn $P(z)$ einen positiven Imaginärteil hat. Aus

$$|(P\pm iI)\xi|^2 = |P\xi|^2 + |\xi|^2 \pm 2\,\mathrm{Im}\,(P\xi,\xi)$$

und $\mathrm{Im}\,(P\xi,\xi) > 0$ folgt

$$|(P + iI)\xi| > |(P - iI)\xi|. \tag{14}$$

Setzt man $(P+iI)\xi=\eta$ und beachtet man, daß $P+iI$ eine beschränkte Umkehrung $(P+iI)^{-1}$ besitzt und $W\eta=(P-iI)\xi$ ist, so folgt $|W\eta|<|\eta|$ für alle $\eta\,(\neq 0)\in\mathcal{H}$. Aus $\|W\|\leq 1$ folgt dann zusammen mit (12) die Ungleichung (7) für $\mathrm{Im}\,z\geq y_0$.

(iv) Gibt es ein $z_0\in H_+$ mit

$$\left|\left(F(z_0)+\frac{ia}{2y_0}I\right)\xi\right|=\frac{a}{2y_0}|\xi|$$

für alle $\xi\in\mathcal{H}$, so ist $|W(z_0)\xi|=|\xi|$. Nach dem vorausgehenden muß dann $\mathrm{Im}\,(P(z_0)\xi,\xi)=0$, also $\mathrm{Im}\,(F_1(z_0)\xi,\xi)=0$ und somit $\mathrm{Im}\,(F_1(z)\xi,\xi)$ identisch null sein. Deshalb ist $(F_1(z)\xi,\xi)$ für jedes $\xi\in\mathcal{H}$ eine reelle Konstante, also $F_1(z)$ eine Konstante mit einem Wert A aus $\mathcal{R}$. Dann ist

$$F(z)=a(zI-A)^{-1},\tag{15}$$

also bis auf den Faktor a die Resolvente von A, und

$$F(z)+\frac{ia}{2y}I=\frac{ai}{2y}\left(P(z)-iI\right)\left(P(z)+iI\right)^{-1},$$

wo $P(z)=\dfrac{x-A}{y}$ in $\mathcal{R}$ ist. Nach dem vorangehenden Teil (iii) dieses Beweises folgt dann $|(P(z)+iI)\xi|=|(P(z)-iI)\xi|$ an Stelle von (14) oder gemäß (13) $|W(z)\xi|=|\xi|$, $\xi\in\mathcal{H}$, d.h. $W(z)$ ist ein unitärer Operator. Also ist für ein F von der Form (15)

$$\left|\left(F(z)+\frac{ia}{2y}I\right)\xi\right|=\frac{a}{2y}|\xi|\quad\text{für alle}\quad \xi\in\mathcal{H}\quad\text{und}\quad z\in H_+.$$

Damit ist Satz 2 in allen Teilen bewiesen.

Literatur

[1] Nevanlinna, R.: Asymptotische Entwicklungen beschränkter Funktionen und das Stieltjessche Momentenproblem. Ann. Sci. Fenn., Ser. A **18** (1922).
[2] Julia, G.: Extension nouvelle d'un lemme de Schwarz. Acta Math. **42** (1920).

Die einseitig unendliche Fouriertransformation und zwei Klassen quasianalytischer Funktionen

Antonio Steiner

§ 1. Einleitung

1. Im folgenden erfahren zunächst die beiden einfachen Integralgleichungen

$$f(x) = \frac{1}{\sqrt{2\pi}} \int\limits_0^\infty e^{isx} g(s)\, ds,$$

$$f(x) = \frac{1}{\sqrt{2\pi}} \int\limits_0^\infty e^{-isx} g(s)\, ds$$

mit jeweils nur auf $(0, \infty)$ gegebener komplexwertiger linker Seite $f \in L^2(0, \infty)$ und gesuchter komplexwertiger Funktion $g \in L^2(0, \infty)$ eine natürliche funktionentheoretische Deutung. Die Herleitung einer darauf beruhenden Auflösungstheorie für diese Integralgleichungen bildet das Kernstück der vorliegenden Arbeit. Mit ihrer Hilfe wird dann die Lösung einer sich anschließenden allgemeineren Aufgabe möglich. Als ein Nebenresultat ergibt sich aber auch eine befriedigende Behandlung der Stieltjesschen Integralgleichung

$$f(x) = \frac{i}{2\pi} \int\limits_0^\infty \frac{g(s)}{s + x}\, ds.$$

2. Wir wollen unseren Betrachtungen die Funktionenklasse II^2 zugrunde legen, bestehend aus allen in der oberen Halbebene regulären analytischen Funktionen $f(z)$, für welche die L^2-Normen

$$\int\limits_{-\infty}^\infty |f(x + iy)|^2 dx \quad (y > 0)$$

genommen längs den Parallelen zur x-Achse existieren und in y gleichmäßig beschränkt sind. Gleichzeitig betrachten wir auch die H^2-Funktionen in der unteren Halbebene. Eine solche denke man sich durch Übertragung der Werte einer H^2-Funktion der oberen Halbebene in die um π gedrehten Punkte entstanden. Eine H^2-Funktion $f(z)$ der oberen oder der unteren Halbebene besitzt fast überall radiale Randwerte

$$\lim_{y \to 0} f(x + iy) = f(x) \in L^2(-\infty, \infty)$$

und kann aus dieser Randfunktion etwa mittels des Cauchyschen Integrals wiedergewonnen werden*.

Wir bezeichnen die Menge der Randfunktionen $f(x)$ von H^2-Funktionen in der oberen Halbebene mit α und die Menge der Randfunktionen von H^2-Funktionen in der unteren Halbebene mit β. Die Frage nach den Bindungen, welche diesen Randfunktionen aufgeprägt sind, wird durch das folgende Theorem erschöpfend beantwortet**.

Satz von Paley und Wiener:

Die Funktion $f(x) \in L^2(-\infty, \infty)$ ist dann und nur dann eine α-Funktion, bzw. eine β-Funktion, wenn ihre Fouriertransformierte

$$(Ff)(u) = \frac{1}{\sqrt{2\pi}} \int\limits_{-\infty}^{\infty} e^{ixu} f(x)\, dx$$

für $u > 0$, bzw. für $u < 0$ fast überall verschwindet.

Aus diesen Kriterien

$$\left. \begin{aligned} f(x) \in \alpha &\Leftrightarrow (Ff)(u) = 0 \quad \text{für} \quad u > 0 \\ f(x) \in \beta &\Leftrightarrow (Ff)(u) = 0 \quad \text{für} \quad u < 0, \end{aligned} \right\} \tag{1}$$

gültig für Funktionen $f(x) \in L^2(-\infty, \infty)$, ergibt sich durch Umkehrung der Fouriertransformation F unmittelbar eine explizite Darstellung der α-Funktionen und der β-Funktionen:

$$\left. \begin{aligned} f(x) \in \alpha &\Leftrightarrow f(x) = \frac{1}{\sqrt{2\pi}} \int\limits_{0}^{\infty} e^{isx} g(s)\, ds, \quad g \in L^2(0, \infty) \\ f(x) \in \beta &\Leftrightarrow f(x) = \frac{1}{\sqrt{2\pi}} \int\limits_{0}^{\infty} e^{-isx} g(s)\, ds, \quad g \in L^2(0, \infty), \end{aligned} \right\} \tag{2}$$

ist doch etwa für eine α-Funktion $f(x)$ nach (1)

$$(Ff)(u) = \begin{cases} 0 & u > 0 \\ h(u) \in L^2(-\infty, 0) & u < 0 \end{cases}$$

und daher

$$f(x) = \frac{1}{\sqrt{2\pi}} \int\limits_{-\infty}^{0} e^{-iux} h(u)\, du = \frac{1}{\sqrt{2\pi}} \int\limits_{0}^{\infty} e^{isx} g(s)\, ds$$

mit beliebigem $g(s) = h(-s)$ in $L^2(0, \infty)$.

---

* Vgl. TITCHMARSH [*10*] S. 125.
** Vgl. HOFFMANN [*4*], PALEY und WIENER [*7*], TITCHMARSH [*10*].

3. Die α-Funktionen und die β-Funktionen $f(x)$ auf $(-\infty, \infty)$ bilden je eine *Klasse quasianalytischer Funktionen* der reellen Veränderlichen x, im ursprünglichen weiten Sinn von T. CARLEMAN[*], der als Kennzeichen einer solchen Klasse fordert, daß jede der ihr angehörenden Funktionen durch die Kenntnis ihrer Werte auf einem beliebig kleinen Teil des Definitionsbereiches bereits in ganzer Erstreckung eindeutig bestimmt sei. Hierzu muß gezeigt werden, daß das Verschwinden einer α-Funktion auf einem beliebig kleinen Intervall Δ der x-Achse schon zur Folge hat, daß die dazugehörige H^2-Funktion in der oberen Halbebene und mit ihr die Randwerte auf dem ganzen Rand Null sind. Für beschränkte holomorphe Funktionen und ihre Randwerte würde dies sofort aus dem Satz von F. und M. RIESZ[**] folgen. In unserem Fall zeigt man zunächst, daß eine H^2-Funktion $f(z)$ der oberen Halbebene, deren radiale Randwerte $f(x)$ auf dem Intervall $\Delta = (a, b)$ fast überall Null sind, im Halbstreifen

$$G: \quad (a < a_0 < x < b_0 < b, \ y > 0)$$

beschränkt ist, was durch einfache Abschätzung der Darstellung von $f(z)$ durch das Cauchy-Integral erstreckt über die Randwerte $f(x)$ gelingt[***]. Anschließend kann man auf $f(z)$ in G den Satz von F. und M. RIESZ anwenden: da die Funktion $f(z)$ auf dem Randteil (a_0, b_0) von G verschwindende radiale Randwerte besitzt, verschwindet sie in G. Nach dem Prinzip der analytischen Fortsetzung ist daher $f(z)$ in der ganzen oberen Halbebene und damit ihre Randfunktion $f(x)$ auf der ganzen x-Achse gleich Null.

§ 2. Problemstellung

4. Wir bezeichnen die Menge der komplexwertigen, quadratisch integrablen Funktionen $f(x)$ auf einem Intervall Δ, welche fast überall auf Δ mit einer α-Funktion übereinstimmen, mit $\alpha(\Delta)$. Analog definieren wir $\beta(\Delta)$. Im Anschluß an Nr. 3 drängt sich die folgende Frage auf:

Wann gehört eine Funktion $f(x) \in L^2(\Delta)$ zu $\alpha(\Delta)$ oder zu $\beta(\Delta)$? Zutreffendenfalls soll die eindeutig bestimmte Fortsetzung einer solchen Funktion $f(x)$ als α-Funktion oder als β-Funktion über Δ hinaus auf ganz $(-\infty, \infty)$ konstruiert werden.

Es wird auffallen, daß wir einen großen Teil der vorliegenden Arbeit der Betrachtung der speziellen Intervalle $\Delta = (0, \infty)$ und $\Delta = (-\infty, 0)$ widmen. Das liegt daran, daß dabei im Kern schon alle wesentlichen Gesichtspunkte klar hervortreten. Mit der später gegebenen Lösung für

---

[*] Vgl. CARLEMAN [*1*].
[**] Vgl. NEVANLINNA [*5*] S. 209.
[***] Vgl. STEINER [*9*], S. 4.

die nur leicht modifizierten einseitig unendlichen Intervalle $\Delta = (a, \infty)$ und $\Delta = (-\infty, a)$ beherrschen wir dann bereits den Fall eines beliebigen endlichen Intervalls Δ.

§ 3. Das Lösungsmuster

5. Man kann den grundlegenden Satz von Paley und Wiener, der das Problem für $\Delta = (-\infty, \infty)$ löst, auch in der folgenden Form aussprechen, die sich als verallgemeinerungsfähig erweist:

Notwendig und hinreichend dafür, daß eine Funktion $f(x) \in L^2(-\infty, \infty)$ eine α-Funktion oder eine β-Funktion sei, ist das Zerfallen ihrer Fouriertransformierten $(Ff)(u)$ in das Produkt

$$(Ff)(u) = m(u)\, a(u),$$

wobei $a(u) \in L^2(-\infty, \infty)$, während für eine α-Funktion

$$m(u) = \begin{cases} 0 & u > 0 \\ 1 & u < 0 \end{cases}$$

und für eine β-Funktion

$$m(u) = \begin{cases} 1 & u > 0 \\ 0 & u < 0 \end{cases}$$

zu setzen ist.

Daß jeweils der Multiplikator $m(u)$ auf einer Halbgeraden gleich 1 ist, bedeutet natürlich, daß auf ihr die Fouriertransformierte der zu testenden Funktion $f(x)$ keinen Einschränkungen unterworfen ist.

§ 4. Die N-Transformation

6. Es wird sich zeigen, daß wir zu einem Kriterium für Funktionen aus $\alpha(0, \infty)$ und $\beta(0, \infty)$ gelangen können, wenn wir die im Satz von Paley und Wiener verwendete Fouriertransformation F durch eine geeignete Integraltransformation ersetzen, welche den Raum $L^2(0, \infty)$ umkehrbar eindeutig und isometrisch auf $L^2(-\infty, \infty)$ abbildet. Diese wird in zwei Schritten aufgebaut: Zuerst führen wir eine Funktion $f(x) \in L^2(0, \infty)$ in

$$\varphi(t) = e^{t/2} f(e^t) \qquad (-\infty < t < \infty)$$

über. Diese Abbildung ist umkehrbar. Sie ist dank des Faktors $e^{t/2}$ auch isometrisch: mit zwei Elementen $f, g \in L^2(0, \infty)$ und ihren Bildern φ und γ ergibt sich nämlich

$$\int_0^\infty f(x)\, \bar{g}(x)\, dx = \int_{-\infty}^\infty \varphi(t)\, \bar{\gamma}(t)\, dt.$$

Auf die Funktion $\varphi(t)$ wenden wir dann den Fourieroperator F an, der eine umkehrbar eindeutige und isometrische Abbildung von $L^2(-\infty, \infty)$

in sich liefert. Wir gewinnen auf diese Weise die Formeln für die erstmals von G. DOETSCH* eingeführte *N-Transformation* und für ihre Inverse N^{-1}:

$$\left.\begin{aligned}
(Nf)(u) &= \frac{1}{\sqrt{2\pi}} \int_0^\infty x^{iu-\frac{1}{2}} f(x)\,dx = \varphi^*(u) \qquad (-\infty < u < \infty)\\
(N^{-1}\varphi^*)(x) &= \frac{1}{\sqrt{2\pi}} \int_{-\infty}^\infty x^{-iu-\frac{1}{2}} \varphi^*(u)\,du = f(x) \qquad (0 < x < \infty).
\end{aligned}\right\} \tag{3}$$

Dabei konvergieren die angeschriebenen Integrale im quadratischen Mittel

$$\operatorname*{l.i.m.}_{\alpha\to\infty} \int_{\alpha^{-1}}^{\alpha}, \qquad \operatorname*{l.i.m.}_{\beta\to\infty} \int_{-\beta}^{\beta}.$$

In leichter Abweichung von DOETSCH erscheint hier bei der N-Transformation der Faktor $1/\sqrt{2\pi}$ hinzugefügt, um sie zu einer unitären Transformation zu machen. Bis auf diesen Faktor ist die N-Transformation ein Spezialfall der bekannteren *Mellin-Transformation***

$$g(s) = \int_0^\infty x^{s-1} f(x)\,dx.$$

§ 5. Die Intervalle $\Delta = (0, \infty)$ und $\Delta = (-\infty, 0)$

7. Wenden wir nun zur Aufdeckung der bei einer Funktion $f(x) \in \alpha(0, \infty)$ bestehenden inneren Bindungen auf diese die N-Transformation an! Nach (2) ist

$$f(x) = \frac{1}{\sqrt{2\pi}} \int_0^\infty e^{isx} g(s)\,ds, \qquad g \in L^2(0, \infty) \quad (x > 0).$$

Man findet, zunächst unter bedenkenloser Vertauschung der Integrationsfolgen

$$(Nf)(u) = \frac{1}{2\pi} \int_{x=0}^\infty x^{iu-\frac{1}{2}} \int_{s=0}^\infty e^{isx} g(s)\,ds\,dx$$

$$= \frac{1}{2\pi} \int_{s=0}^\infty \int_{x=0}^\infty e^{isx} x^{iu-\frac{1}{2}}\,dx\,g(s)\,ds.$$

Unter Benutzung der Formel***

$$\int_{x=0}^\infty e^{isx} x^\nu\,dx = ie^{\frac{i\pi}{2}\nu}\, \Gamma(1+\nu)\, s^{-\nu-1} \qquad (-1 < \operatorname{Re}\nu < 0)$$

---

* Vgl. DOETSCH [2].
** Tabelliert in ERDÉLYI [3].
*** Vgl. OBERHETTINGER [6] S. 201.

ergibt sich dann für die Transformierte der Ausdruck

$$(Nf)(u) = \frac{i}{\sqrt{2\pi}}\, e^{-\frac{i\pi}{4}}\, e^{-\frac{u\pi}{2}}\, \Gamma\left(iu + \frac{1}{2}\right)(Ng)(-u). \tag{4}$$

Analog erhält man durch Anwendung der Integraltransformation N auf die Fortsetzung

$$f_1(x) = f(-x) = \frac{1}{\sqrt{2\pi}} \int\limits_0^\infty e^{-isx} g(s)\, ds \quad (x > 0)$$

von $f(x)$ unter Beachtung von

$$\int\limits_{x=0}^\infty e^{-isx}\, x^\nu\, dx = -ie^{-\frac{i\pi}{2}\nu}\, \Gamma(1+\nu)\, s^{-\nu-1} \quad (-1 < \mathrm{Re}\,\nu < 0)$$

die Formel

$$(Nf_1)(u) = -\frac{i}{\sqrt{2\pi}}\, e^{\frac{i\pi}{4}}\, e^{\frac{u\pi}{2}}\, \Gamma\left(iu + \frac{1}{2}\right)(Ng)(-u), \tag{5}$$

so daß zwischen den N-Transformierten der Abschnitte $f(x)$ und $f_1(x) = f(-x)$ $(x > 0)$ einer α-Funktion der einfache Zusammenhang

$$(Nf_1)(u) = -ie^{u\pi}(Nf)(u) \quad (-\infty < u < \infty) \tag{6}$$

besteht.

8. Die Gültigkeit von (4) und (5) hängt entscheidend von der Zulässigkeit der vorgenommenen Vertauschung der Integrationsfolgen ab. Um etwa zu zeigen, daß (4) gilt, ist nachträglich noch zu beweisen, daß für jedes $g \in L^2(0, \infty)$ jeweils fast überall

$$\int\limits_{x=0}^\infty x^{iu-\frac{1}{2}} \frac{1}{\sqrt{2\pi}} \int\limits_{s=0}^\infty e^{isx} g(s)\, ds\, dx = \int\limits_{s=0}^\infty \frac{1}{\sqrt{2\pi}} \int\limits_{x=0}^\infty e^{isx}\, x^{iu-\frac{1}{2}}\, dx\, g(s)\, ds.$$

Die Aussage ist nicht trivial, da die Funktion $x^{iu-\frac{1}{2}}$ wohl auf jedem Intervall innerhalb $(0, \infty)$ quadratisch integrabel ist, nicht aber auf $(0, \infty)$ selber. Indessen gilt mit $a, b > 1$ ohne weiteres

$$\int\limits_{x=a^{-1}}^a x^{iu-\frac{1}{2}} \frac{1}{\sqrt{2\pi}} \int\limits_{s=b^{-1}}^b e^{isx} g(s)\, ds\, dx = \int\limits_{s=b^{-1}}^b \frac{1}{\sqrt{2\pi}} \int\limits_{x=a^{-1}}^a e^{isx}\, x^{iu-\frac{1}{2}}\, dx\, g(s)\, ds.$$

In einem *ersten Schritt* lassen wir $a \to \infty$ streben. Setzen wir etwa $a = n$, so strebt für $n \to \infty$ die linke Seite im quadratischen Mittel gegen

$$\int\limits_{x=0}^\infty x^{iu-\frac{1}{2}} \frac{1}{\sqrt{2\pi}} \int\limits_{s=b^{-1}}^b e^{isx} g(s)\, ds\, dx.$$

Nach einem bekannten Satz gibt es dann eine Teilfolge von Werten $a = n_\nu$, bei deren Durchlaufen die linke Seite für fast alle u gegen diese Funktion strebt. Wir zeigen, daß die rechte Seite der obigen Gleichung gegen

$$\int\limits_{s=b^{-1}}^{b} \frac{1}{\sqrt{2\pi}} \int\limits_{x=0}^{\infty} e^{isx} x^{iu-\frac{1}{2}} \, dx \, g(s) \, ds$$

strebt, wenn a diese Teilfolge durchläuft. Zum Beweis betrachten wir die Integrale

$$f_a(s) = \int\limits_{x=a^{-1}}^{a} e^{isx} x^{iu-\frac{1}{2}} \, dx = s^{-iu-\frac{1}{2}} \int\limits_{t=sa^{-1}}^{sa} e^{it} t^{iu-\frac{1}{2}} \, dt,$$

deren Grenzwert

$$f(s) = \lim_{a\to\infty} f_a(s) = i e^{-\frac{i\pi}{4}} e^{-\frac{u\pi}{2}} \Gamma(iu + \tfrac{1}{2}) s^{-iu-\frac{1}{2}}$$

existiert. Wir wollen auf dem Intervall (b^{-1}, b) den Ausdruck

$$|f(s) - f_a(s)|$$

abschätzen. Man erhält

$$|f(s) - f_a(s)| = s^{-\frac{1}{2}} \left| \int\limits_{0}^{\infty} e^{it} t^{iu-\frac{1}{2}} \, dt - \int\limits_{c}^{d} e^{it} t^{iu-\frac{1}{2}} \, dt \right|$$

mit $c = sa^{-1}$ und $d = sa$.

Nun ist

$$\left| \int\limits_{0}^{c} e^{it} t^{iu-\frac{1}{2}} \, dt \right| \leq \int\limits_{0}^{c} t^{-\frac{1}{2}} \, dt = 2\sqrt{c} < \varepsilon, \quad c < c(\varepsilon).$$

Wir denken uns ein $\varepsilon > 0$ und eine solche Zahl $c < c(\varepsilon)$ fixiert. Es ist dann auch

$$\left| \int\limits_{c}^{\infty} e^{it} t^{iu-\frac{1}{2}} \, dt - \int\limits_{c}^{d} e^{it} t^{iu-\frac{1}{2}} \, dt \right| = \left| \int\limits_{d}^{\infty} e^{it} t^{iu-\frac{1}{2}} \, dt \right| < \varepsilon, \quad d > d(\varepsilon).$$

Daher ist

$$\left| \int\limits_{0}^{\infty} e^{it} t^{iu-\frac{1}{2}} \, dt - \int\limits_{c}^{d} e^{it} t^{iu-\frac{1}{2}} \, dt \right| < 2\varepsilon,$$

also

$$|f(s) - f_a(s)| < 2 s^{-\frac{1}{2}} \varepsilon$$

sobald $c = sa^{-1} < c(\varepsilon)$ und $d = sa > d(\varepsilon)$, welche Bedingungen auf dem Intervall (b^{-1}, b) für

$$a > \max\left(\frac{b}{c(\varepsilon)}, \frac{d(\varepsilon)}{b^{-1}} \right) = a(\varepsilon)$$

erfüllt sind.

Da

$$|f_a(s)| = |f(s) - (f(s) - f_a(s))| \leqq |f(s)| + |f(s) - f_a(s)|$$

wird für $a = n_\nu > a(\varepsilon)$, d.h. von einem gewissen ν ab

$$\left| \frac{1}{\sqrt{2\pi}} \int\limits_{a^{-1}}^{a} e^{isx} x^{iu-\frac{1}{2}} dx \cdot g(s) \right| < \varphi(s)$$

mit der auf (b^{-1}, b) integrablen Majoranten

$$\varphi(s) = \frac{1}{\sqrt{2\pi}} \left(e^{-\frac{u\pi}{2}} \left| \Gamma\left(iu + \frac{1}{2}\right) \right| + 2\varepsilon \right) s^{-\frac{1}{2}} |g(s)|.$$

Nach einem Hauptsatz der Lebesgueschen Theorie kann also der Grenz übergang $\nu \to \infty$ auf der rechten Seite unserer Gleichung unter der ersten Integralzeichen durchgeführt werden.

Also gilt für fast alle u das Zwischenresultat

$$\int\limits_{x=0}^{\infty} x^{iu-\frac{1}{2}} \frac{1}{\sqrt{2\pi}} \int\limits_{s=b^{-1}}^{b} e^{isx} g(s)\, ds\, dx = \int\limits_{s=b^{-1}}^{b} \frac{1}{\sqrt{2\pi}} \int\limits_{x=0}^{\infty} e^{isx} x^{iu-\frac{1}{2}} dx\, g(s)\, ds.$$

In einem *zweiten Schritt* gehen wir jetzt in dieser Gleichung zu Grenze $b \to \infty$.

Wegen

$$\frac{1}{\sqrt{2\pi}} \int\limits_{x=0}^{\infty} e^{isx} x^{iu-\frac{1}{2}} dx = ie^{-\frac{i\pi}{4}} e^{-\frac{u\pi}{2}} \Gamma\left(iu + \frac{1}{2}\right) \frac{1}{\sqrt{2\pi}} s^{-iu-\frac{1}{2}}$$

ist ihre rechte Seite gleich

$$ie^{-\frac{i\pi}{4}} e^{-\frac{u\pi}{2}} \Gamma\left(iu + \frac{1}{2}\right) \frac{1}{\sqrt{2\pi}} \int\limits_{s=b^{-1}}^{b} s^{-iu-\frac{1}{2}} g(s)\, ds,$$

wobei

$$\underset{b\to\infty}{\text{l.i.m.}} \frac{1}{\sqrt{2\pi}} \int\limits_{s=b^{-1}}^{b} s^{-iu-\frac{1}{2}} g(s)\, ds = \frac{1}{\sqrt{2\pi}} \int\limits_{s=0}^{\infty} s^{-iu-\frac{1}{2}} g(s)\, ds = (Ng)(-u).$$

Wir zeigen, daß die linke Seite unserer Gleichung für $b \to \infty$ im quadratischen Mittel gegen

$$\int\limits_{x=0}^{\infty} x^{iu-\frac{1}{2}} \frac{1}{\sqrt{2\pi}} \int\limits_{s=0}^{\infty} e^{isx} g(s)\, ds\, dx$$

strebt. In der Tat ergibt sich wegen der Unitarität der Operatoren N und F die Abschätzung

$$\int\limits_{u=-\infty}^{\infty}\left|\int\limits_{x=0}^{\infty}x^{iu-\frac12}\left(\frac{1}{\sqrt{2\pi}}\int\limits_{s=0}^{\infty}e^{isx}g(s)\,ds-\frac{1}{\sqrt{2\pi}}\int\limits_{s=b^{-1}}^{b}e^{isx}g(s)\,ds\right)dx\right|^2 du$$

$$=2\pi\int\limits_{x=0}^{\infty}\left|\frac{1}{\sqrt{2\pi}}\int\limits_{s=0}^{\infty}e^{isx}g(s)\,ds-\frac{1}{\sqrt{2\pi}}\int\limits_{s=b^{-1}}^{b}e^{isx}g(s)\,ds\right|^2 dx$$

$$\leq 2\pi\int\limits_{x=-\infty}^{\infty}\left|\frac{1}{\sqrt{2\pi}}\int\limits_{s=0}^{\infty}e^{isx}g(s)\,ds-\frac{1}{\sqrt{2\pi}}\int\limits_{s=b^{-1}}^{b}e^{isx}g(s)\,ds\right|^2 dx$$

$$=2\pi\left(\int\limits_{s=0}^{b^{-1}}|g(s)|^2\,ds+\int\limits_{s=b}^{\infty}|g(s)|^2\,ds\right)<\varepsilon,\qquad b>b(\varepsilon).$$

Damit ist die Gültigkeit von Formel (4) in Nr. 7 für fast alle u sichergestellt. In ganz analoger Weise ergibt sich die Berechtigung der zur Herleitung von (5) notwendigen Vertauschung der Integrationsfolgen.

9. Wir kehren zurück zu dem nunmehr als gesichert erkannten Zusammenhang

$$(Nf_1)(u)=-ie^{u\pi}(Nf)(u)\qquad(-\infty<u<\infty)\tag{6}$$

zwischen den N-Transformierten der Abschnitte $f(x)$ und $f_1(x)=f(-x)$ $(x>0)$ einer α-Funktion und zu der daraus folgenden entsprechenden Beziehung

$$(Nf_1)(u)=ie^{-u\pi}(Nf)(u)\qquad(-\infty<u<\infty)\tag{7}$$

für die Abschnitte $f(x)$ und $f_1(x)=f(-x)$ einer β-Funktion.

Aus (6) und (7) ergibt sich je ein *Kriterium* für Funktionen $f(x)$ aus $\alpha(0,\infty)$ und aus $\beta(0,\infty)$:

Eine Funktion $f(x)\in L^2(0,\infty)$ liegt dann und nur dann in $\alpha(0,\infty)$ oder in $\beta(0,\infty)$, d.h. stimmt auf $\Delta=(0,\infty)$ genau dann mit den radialen Randwerten einer H^2-Funktion der oberen oder der unteren Halbebene fast überall überein, wenn ihre N-Transformierte von der Form

$$(Nf)(u)=m(u)\cdot a(u)$$

ist, wobei $a(u)\in L^2(-\infty,\infty)$ und bei $f(x)\in\alpha(0,\infty)$

$$m(u)=\begin{cases}e^{-u\pi}&u>0\\1&u<0\end{cases}$$

oder bei $f(x)\in\beta(0,\infty)$

$$m(u)=\begin{cases}1&u>0\\e^{u\pi}&u<0\end{cases}$$

zu setzen ist.

Es genügt, den Beweis für Funktionen aus $\alpha(0, \infty)$ zu führen. Man sieht unmittelbar ein, daß die Bedingung *notwendig* ist: nach (6) erfüllt ein $f(x) \in \alpha(0, \infty)$ die Forderung mit

$$a(u) = \begin{cases} i\,(Nf_1)\,(u) & u > 0 \\ (Nf)\,(u) & u < 0 \end{cases}$$

in $L^2(-\infty, \infty)$.

Unsere Bedingung ist aber auch *hinreichend:* erfüllt sie eine Funktion $f(x) \in L^2(0, \infty)$, so liegt die nach (4) gebildete Funktion

$$(Ng)\,(-u) = -\,i\,\sqrt{2\pi}\,e^{\frac{i\pi}{4}}\,e^{\frac{u\pi}{2}}\,\frac{1}{\Gamma(iu + \frac{1}{2})}\,(Nf)\,(u)$$

in $L^2(-\infty, \infty)$, da sich dann wegen

$$\left|\Gamma(iu + \tfrac{1}{2})\right| \sim \sqrt{2\pi}\,e^{-\frac{\pi}{2}|u|} \qquad (u \to \pm\,\infty)$$

ergibt, daß

$$\left|(Ng)\,(-u)\right| \sim \left|a\,(u)\right| \qquad (u \to \pm\,\infty).$$

Mit $(Ng)\,(-u)$ ist natürlich $(Ng)\,(u) \in L^2(-\infty, \infty)$ und man kann die entsprechende Gleichung gemäß (3) nach g auflösen. Es gilt jetzt mit diesem $g \in L^2(0, \infty)$

$$f(x) = \frac{1}{\sqrt{2\pi}} \int\limits_0^\infty e^{isx}\,g(s)\,ds \qquad (x > 0),$$

weil nach (4)

$$\left(N\,\frac{1}{\sqrt{2\pi}} \int\limits_0^\infty e^{isx}\,g(s)\,ds\right)(u)$$

$$= \frac{i}{\sqrt{2\pi}}\,e^{-\frac{i\pi}{4}}\,e^{-\frac{u\pi}{2}}\,\Gamma\left(iu + \frac{1}{2}\right)\left(-\,i\,\sqrt{2\pi}\,e^{\frac{i\pi}{4}}\,e^{\frac{u\pi}{2}}\,\frac{1}{\Gamma(iu + \frac{1}{2})}\right)(Nf)\,(u)$$

$$= (Nf)\,(u).$$

In der ausgesprochenen Form zeigen die Kriterien für das Intervall $\Delta = (0, \infty)$ dasselbe Muster wie der Satz von Paley und Wiener in der Fassung von Nr. 5. Wie sich herausgestellt hat, betreffen sie lediglich das *Infinitärverhalten* der das Problem lösenden Transformierten $(Nf)\,(u)$ von $f(x) \in L^2(0, \infty)$ und lauten knapper:

$$\left.\begin{aligned} f(x) \in \alpha(0,\ \infty) &\Leftrightarrow e^{u\pi}(Nf)\,(u) \in L^2(0,\ \infty) \\ f(x) \in \beta(0,\ \infty) &\Leftrightarrow e^{-u\pi}(Nf)\,(u) \in L^2(-\infty,\ 0). \end{aligned}\right\} \tag{8}$$

Die Fortsetzung $f_1(x) = f(-x)$ $(x > 0)$ einer solchen Funktion $f(x)$ als α-Funktion bzw. als β-Funktion ergibt sich direkt aus (6), bzw. aus (7) durch Umkehrung der N-Transformation nach (3).

Damit ist das in Nr. 4 gestellte Problem für das Intervall $\varDelta = (0, \infty)$ gelöst.

Gleichzeitig beherrschen wir auch das komplementäre Intervall $\varDelta = (-\infty, 0)$, da ja

$$\alpha(-\infty, 0) = \beta(0, \infty)$$

$$\beta(-\infty, 0) = \alpha(0, \infty).$$

10. Mit diesen Resultaten haben wir eine Auflösungstheorie für die in Nr. 1 angeschriebenen Integralgleichungen gefunden, die eng an ihre funktionentheoretische Bedeutung anschließt und daher angemessen erscheint:

Die Integralgleichungen von Nr. 1 sind im Funktionenraum $L^2(0, \infty)$ dann und nur dann lösbar, wenn die linke Seite $f(x)$ in $\alpha(0, \infty)$, bzw. in $\beta(0, \infty)$ liegt. Zutreffendenfalls konstruiere man zuerst die Fortsetzung $f_1(x) = f(-x)$ $(x > 0)$. Auf die in ganzer Erstreckung bekannte α-Funktion, bzw. β-Funktion $f(x)$ wende man dann den Umkehroperator F^{-1} der Fouriertransformation, bzw. den Operator F selbst an. Nach dem Satz von PALEY *und* WIENER *erhält man auf diese Weise die Lösung $g \in L^2(0, \infty)$.*

§ 6. Die Integralgleichung von Stieltjes

11. Wir bezeichnen den Durchschnitt der Mengen $\alpha(0, \infty)$ und $\beta(0, \infty)$ mit $\gamma(0, \infty)$. Eine Funktion $f(x) \in L^2(0, \infty)$ liegt dann und nur dann in $\gamma(0, \infty)$, wenn sie gleichzeitig beide Kriterien (8) erfüllt:

$$f(x) \in \gamma(0, \infty) \Leftrightarrow e^{|u|\pi}(Nf)(u) \in L^2(-\infty, \infty), \tag{9}$$

Im vorliegenden Paragraphen werden wir auf einige Besonderheiten solcher Funktionen eingehen.

Zunächst beweisen wir den folgenden Satz:

Eine Funktion $f(x) \in \gamma(0, \infty)$ stimmt auf der positiven x-Achse mit den Werten einer im Schlitzgebiet

$$S: \quad |arg\, z| < \pi$$

analytischen Funktion der Klasse H^2 überein.

Unter einer solchen verstehen wir ein Paar von H^2-Funktionen $f_1(z)$ und $f_2(z)$ in der oberen, bzw. in der unteren Halbebene, welche durch analytische Fortsetzung über die positive x-Achse hinweg ineinander übergehen. Wir haben also lediglich zu zeigen, daß die beiden H^2-Funktionen $f_1(z)$ und $f_2(z)$, welche nach Voraussetzung des Satzes auf $\varDelta = (0, \infty)$ die gemeinsamen Randwerte $f(x)$ aufweisen, Fortsetzungen voneinander sind.

7*

Wir setzen zur Abkürzung

$$A = \frac{1}{\sqrt{2\pi}} \int\limits_{0}^{\infty} ds\, e^{isx}$$

$$B = \frac{1}{\sqrt{2\pi}} \int\limits_{0}^{\infty} ds\, e^{-isx}.$$

Zwischen diesen zwei Operatoren in $L^2(0, \infty)$ bestehen die Beziehungen

$$A^2 + B^2 = 0$$
$$AB + BA = E,$$

worin E die identische Transformation bezeichnet[*].

Unter Verwendung der Voraussetzung

$$(A\,p)(x) = (Bq)(x) = f(x), \qquad p,\, q \in L^2(0, \infty)$$

bilden wir zunächst mit

$$g(t) = (B\,p)(t) - (A\,q)(t) = f_1(-t) - f_2(-t)$$

den Ausdruck

$$A^2 g = A^2(B\,p - A\,q) = -\, B B^2 p - A A^2 q$$
$$= B A^2 p + A B^2 q = B A A\,p + A B B q$$
$$= (AB + BA)f = f.$$

Nun hat man $A^2 g = A\,p$ und gleichzeitig $A^2 g = -\, B^2 g = Bq$, so daß

$$p(s) = (A\,g)(s), \qquad q(s) = -\,(Bg)(s).$$

Es ist demnach in der oberen Halbebene

$$f_1(z) = \frac{1}{\sqrt{2\pi}} \int\limits_{s=0}^{\infty} e^{isz}\, p(s)\, ds = \frac{1}{\sqrt{2\pi}} \int\limits_{s=0}^{\infty} e^{isz}\, \frac{1}{\sqrt{2\pi}} \int\limits_{t=0}^{\infty} e^{its}\, g(t)\, dt\, ds$$

$$= \frac{1}{\sqrt{2\pi}} \left(e^{isz}, F^{-1}\bar{g} \right).$$

Auf das vorliegende Skalarprodukt wenden wir die Parsevalsche Gleichung an, was eine Vertauschung der Integrationsfolgen bewirkt. Wir erhalten dann

$$f_1(z) = \frac{1}{\sqrt{2\pi}} \left(F e^{isz}, \bar{g} \right) = \frac{i}{2\pi} \int\limits_{t=0}^{\infty} \frac{g(t)}{t+z}\, dt.$$

---

[*] Vgl. Steiner [8] S. 10.

Ganz analog findet man, daß in der unteren Halbebene

$$f_2(z) = \frac{1}{\sqrt{2\pi}} \int\limits_{s=0}^{\infty} e^{-isz} q(s)\, ds = -\frac{1}{\sqrt{2\pi}} \int\limits_{s=0}^{\infty} e^{-isz} \frac{1}{\sqrt{2\pi}} \int\limits_{t=0}^{\infty} e^{-its} g(t)\, dt\, ds$$

$$= \frac{i}{2\pi} \int\limits_{t=0}^{\infty} \frac{g(t)}{t+z}\, dt.$$

Unsere beiden H^2-Funktionen $f_1(z)$ und $f_2(z)$ stimmen also in der oberen Halbebene, bzw. in der unteren Halbebene mit der im Schlitzgebiet S analytischen Funktion

$$f(z) = \frac{i}{2\pi} \int\limits_{t=0}^{\infty} \frac{g(t)}{t+z}\, dt$$

überein, sind also Fortsetzungen voneinander, w. z. b. w.

12. Wir behaupten weiter:

Das Kriterium (9) *für die Zugehörigkeit einer Funktion* $f(x)$ *zu* $\gamma\,(0, \infty)$ *stellt eine notwendige und hinreichende Bedingung für die Lösbarkeit der Stieltjesschen Integralgleichung*

$$f(x) = (A^2 g)(x)$$

in $L^2(0, \infty)$ *dar. Bei Erfülltsein dieser Bedingung ist ihre Lösung* g *gleich der Differenz*

$$g(t) = f_1(-t) - f_2(-t)$$

zwischen den nach (6) *und* (7) *durch Umkehrung der N-Transformation zu bildenden Fortsetzungen* $f_1(-x)$ *und* $f_2(-x)$ *von* $f(x)$ *als* α*-Funktion und als* β*-Funktion. Übrigens sind diese Fortsetzungen nichts anderes als die Randwerte der zu* $f(x)$ *gehörenden analytischen Funktion* $f(z)$ *auf den beiden Ufern der negativen x-Achse, welche das Schlitzgebiet* S *beranden*[*]. *Die angeschriebene Integralgleichung ist als Stieltjessche Integralgleichung anzusprechen, weil*[**]

$$A^2 = \frac{i}{2\pi} \int\limits_{0}^{\infty} dt\, \frac{1}{t+x}.$$

Wegen

$$f = A^2 g = A\,(Ag) = B\,(-Bg)$$

ist (9) trivialerweise *notwendig* für die Lösbarkeit dieser Integralgleichung und es hat mit $p = Ag$ und $q = -Bg$ die als existent vorausgesetzte Lösung die Darstellung

$$g = Bp - Aq = (AB + BA)g.$$

---

[*] Vgl. auch Titchmarsh [*10*] S. 318.
[**] Vgl. Steiner [*8*] S. 12.

Das Kriterium (9) ist aber nach den Ausführungen von Nr. 11 auch *hinreichend* für die Lösbarkeit der Stieltjesschen Integralgleichung, wobei ihre Lösung die behauptete Gestalt hat.

13. Will man bei Erfülltsein von (9) nicht in jedem einzelnen Fall nacheinander die Fortsetzungen $f_1(-x)$ und $f_2(-x)$ $(x>0)$ von $f(x)$ als α-Funktion und als β-Funktion aus den Beziehungen (6) und (7)

$$\big(Nf_1(-x)\big)(u) = -i\,e^{u\pi}(Nf)(u)$$

$$\big(Nf_2(-x)\big)(u) = i\,e^{-u\pi}(Nf)(u)$$

konstruieren und ihre Differenz bilden, so kann man den geschilderten Weg ein für allemal durchlaufen:

$$(Ng)(u) = \big(Nf_1(-x)\big)(u) - \big(Nf_2(-x)\big)(u)$$

$$= -i\,(e^{u\pi}+e^{-u\pi})\,(Nf)(u).$$

Die Lösung g der Integralgleichung von Stieltjes *ergibt sich aus*

$$(Ng)(u) = -2i\,\cosh u\pi\,(Nf)(u) \qquad (-\infty < u < \infty) \qquad (10)$$

durch Umkehrung der N-Transformation gemäß (3).

Die Stieltjessche Integralgleichung kann auch ganz direkt auf Grund des Faltungssatzes der Fouriertransformation gelöst werden, wobei allerdings ihre funktionentheoretischen Hintergründe nicht hervortreten. Als Lösungsbedingung ist die zu (9) äquivalente Forderung bekannt, daß die rechte Seite von (10) in $L^2(-\infty, \infty)$ liegen soll. Während in zwei vorausgegangenen Arbeiten des Verfassers [8, 9] das in Nr. 4 gestellte Problem für das Intervall $\varDelta = (0, \infty)$ durch Zurückführung auf die Integralgleichung von Stieltjes angegangen worden ist, wurde jetzt dieses Problem als das ursprünglichere in Verallgemeinerung des Satzes von Paley und Wiener von Grund auf neu gelöst, was zu den Kriterien (8) geführt hat, welche expliziter sind als die früher angegebenen. Anschließend ergibt sich die in (9) und (10) niedergelegte Auflösungstheorie für die Stieltjessche Integralgleichung in natürlicher Weise.

§ 7. Die Intervalle $\Delta = (a, \infty)$, $\Delta = (-\infty, a)$ und das endliche Intervall

14. Bezeichne a eine reelle Zahl. Durch die Substitution $z \to a + z$ geht eine H^2-Funktion $f(z)$ der oberen Halbebene wieder in eine solche über:

$$f(z) = \frac{1}{\sqrt{2\pi}} \int_0^\infty e^{isz} g(s)\, ds \to \tilde{f}(z) = f(a+z) = \frac{1}{\sqrt{2\pi}} \int_0^\infty e^{isz} \big(e^{isa} g(s)\big)\, ds.$$

Daher ist die Aufgabe von Nr. 4 auch für die Intervalle $\varDelta = (a, \infty)$ und $\varDelta = (-\infty, a)$ leicht zu lösen:

Um über die Zugehörigkeit etwa einer Funktion $f(x) \in L^2(a, \infty)$ zu $\alpha(a, \infty)$ oder zu $\beta(a, \infty)$ zu entscheiden, nehme man die Variablentransformation $x = a + t$ vor und prüfe nach (8), ob die Funktion

$$\tilde{f}(t) = f(a + t) \qquad (t > 0)$$

in $\alpha(0, \infty)$ oder in $\beta(0, \infty)$ liegt. Entsprechend ist mit $f(x)$ $(x < a)$ die Funktion $\tilde{f}(t) = f(a + t)$ $(t < 0)$ Abschnitt einer α-Funktion oder einer β-Funktion.

15. Für die N-Transformation gilt ein einfacher Hilfssatz*. Er wird erhalten, indem man einer Funktion $f(x) \in L^2(0, \infty)$ die Funktion

$$x^{-1} f(x^{-1})$$

zuordnet, welche wegen

$$\int\limits_0^\infty |x^{-1} f(x^{-1})|^2 dx = \int\limits_0^\infty |f(x)|^2 dx$$

ebenfalls in $L^2(0, \infty)$ liegt, und daraufhin deren N-Transformierte bildet. Man findet sofort

$$\left(N x^{-1} f(x^{-1})\right)(u) = \left(N f(x)\right)(-u) \qquad (-\infty < u < \infty).$$

Dieser Hilfssatz, kombiniert mit unseren zwei Kriterien (8), welche durch die Ersetzung von u durch $-u$ ineinander übergehen, führt zu der folgenden Aussage:

$$\left.\begin{array}{l} f(x) \in \alpha(0, \infty) \Leftrightarrow x^{-1} f(x^{-1}) \in \beta(0, \infty) \\ f(x) \in \beta(0, \infty) \Leftrightarrow x^{-1} f(x^{-1}) \in \alpha(0, \infty). \end{array}\right\} \tag{11}$$

16. Dank dieser wechselseitigen Entsprechung wird es möglich, eine auf einem *endlichen Intervall* $\Delta = (a, b)$ vorgegebene Funktion $f(x) \in L^2(\Delta)$ als Abschnitt einer α-Funktion oder einer β-Funktion zu erkennen und gegebenenfalls ihre Fortsetzung zu konstruieren:

Es ist nach Nr. 14 etwa $f(x) \in \alpha(\Delta)$ genau dann, wenn

$$\tilde{f}(t) = f(a + t) \qquad (0 < t < c = b - a)$$

in $\alpha(0, c)$ liegt. Nach (11) ist dies dann und nur dann der Fall, wenn die zugeordnete Funktion

$$h(t) = t^{-1} \tilde{f}(t^{-1}) \quad \left(\frac{1}{c} < t < \infty\right)$$

in $\beta(1/c, \infty)$ liegt. Ob letzteres zutrifft, kann nach Nr. 14 entschieden werden: die Funktion

$$\tilde{h}(s) = h\left(\frac{1}{c} + s\right) \qquad (0 < s < \infty)$$

---

* Vgl. Doetsch [2] S. 112.

muß in $\beta(0, \infty)$ liegen und das hierfür maßgebende Kriterium (8) erfüllen, worauf sich dann ihre Fortsetzung in uns bekannter Weise ergibt.

Literatur

[1] Carleman, T.: Les fonctions quasi analytiques. Paris: Gauthier-Villars 1926.
[2] Doetsch, G.: Die Eigenwerte und Eigenfunktionen von Integraltransformationen. Math. Ann. **117**, 106—128 (1940).
[3] Erdelyi, A., W. Magnus, F. Oberhettinger, and F. G. Tricomi: Tables of integral transforms, vol. I. New York-Toronto-London: McGraw-Hill Book Co. 1954.
[4] Hoffmann, K.: Banach spaces of analytic functions. Prentice-Hall series in modern analysis. Englewood Cliffs (N.J.): Prentice-Hall 1962.
[5] Nevanlinna, R.: Eindeutige analytische Funktionen, 2. Aufl. Grundlehren der mathematischen Wissenschaften XLVI. Berlin-Göttingen-Heidelberg: Springer 1953.
[6] Oberhettinger, F.: Tabellen zur Fourier-Transformation. Grundlehren der mathematischen Wissenschaften XC. Berlin-Göttingen-Heidelberg: Springer 1957.
[7] Paley, R. E. A. C., and N. Wiener: Fourier transforms in the complex domain. Colloquium Publications 19. American Mathematical Society, New York, 1934.
[8] Steiner, A.: Randwertabschnitte einer Klasse analytischer Funktionen. I. Ann. Acad. Sci. Fenn. A. I. **356** (1965).
[9] — Randwertabschnitte einer Klasse analytischer Funktionen. II. Ann. Acad. Sci. Fenn. A. I. **357** (1965).
[10] Titchmarsh, E. C.: Introduction to the theory of Fourier integrals. Second edition. Oxford: Clarendon Press 1948.

Über quadratische Differentiale mit geschlossenen Trajektorien und extremale quasikonforme Abbildungen

Kurt Strebel

Einleitung

O. Teichmüllers Beweis [9] seines Satzes über die Struktur der extremalen quasikonformen Abbildungen geschlossener Riemannscher Flächen beruht auf einer Kontinuitätsmethode, wie sie schon seiner Betrachtung für das 5-Eck [10] zugrunde liegt. Die späteren Beweise [1, 2] machen starken Gebrauch von den Methoden der reellen Analysis. Dabei spielen im Beweis selber (außer in demjenigen für die Eindeutigkeit) die quadratischen Differentiale nur eine untergeordnete Rolle.

Ich möchte daher hier einen Beweisgang versuchen, der sich stärker auf die quadratischen Differentiale und deren Eigenschaften stützt. Die Grundlage ist eine etwas andere Version einer bekannten Extremaleigenschaft quadratischer Differentiale mit geschlossenen Trajektorien und eine darauf aufbauende Entsprechung zwischen den quadratischen Differentialen zweier Riemannscher Flächen. Die Existenzbeweise werden mit Hilfe normaler Familien gegeben und die Eigenschaften der Lösungen durch Variationsmethoden untersucht. Freilich ist der Beweis hier nur für das n-Eck (Einheitskreis mit n ausgezeichneten Randpunkten) ausgeführt, weil in diesem Fall die auftretenden quadratischen Differentiale (nach Fortsetzung durch Spiegelung) geschlossene Trajektorien haben, und auch da ist noch eine Lücke in der Form einer unbewiesenen Vermutung vorhanden (S. 124). Ich glaube aber, daß der Beweis dieser Vermutung keine prinzipiellen Schwierigkeiten bietet, und daß außerdem durch Approximation beliebiger quadratischer Differentiale mittels solcher mit geschlossenen Trajektorien die Methode zu einem Beweis des allgemeinen Teichmüllerschen Satzes ausgebaut werden kann. Die §§ 1—4 gelten für beliebige geschlossene bzw. endliche Riemannsche Flächen mit ausgezeichneten Punkten und sind nicht von der Vermutung betroffen.

§ 1. Quadratische Differentiale mit geschlossenen Trajektorien

1. Wir bezeichnen mit R eine kompakte Riemannsche Fläche oder einen von endlich vielen analytischen Jordankurven berandeten zusammenhängenden Teil einer solchen, und mit φ ein nicht identisch

verschwindendes, holomorphes quadratisches Differential auf R, was bedeutet, daß zu jedem lokalen Parameter z ein reguläres analytisches Funktionselement $\varphi(z)$ eindeutig gegeben ist, so daß $\varphi(z)\,dz^2$ invariant bleibt gegenüber Parametertransformationen. Außerdem soll $\varphi(z)\,dz^2$ längs des Randes, d.h. für tangentielles dz, reell sein. Sind auf R endlich viele Innen- oder Randpunkte ausgezeichnet, so darf φ meromorph sein, aber höchstens an diesen Stellen Pole besitzen und nur solche erster Ordnung. Wir sagen, ein solches quadratisches Differential φ gehöre zu R (mit den ausgezeichneten Punkten P). Die Pole und Nullstellen von φ heißen seine kritischen Stellen.

Betrachtet man die Argumentänderung von $\varphi(z)\,dz^2$ längs den Kanten einer Triangulation der Fläche, so sieht man, daß die Differenz der Summe p bzw. q der Vielfachheiten der Nullstellen und Pole gegeben ist durch $p-q=4g-4+2r$, wo g das Geschlecht der Fläche und r die Anzahl der Randkomponenten ist. Die Pole und Nullstellen am Rande werden nur mit der halben Vielfachheit gezählt.

2. Das Feld der Linienelemente $\varphi(z)\,dz^2>0$ $\left(\varphi(z)\,dz^2<0\right)$ ist außer an den kritischen Stellen von φ wohl definiert. Seine maximalen, zusammenhängenden Integralkurven heißen die Trajektorien von φ (bzw. die orthogonalen Trajektorien). Das Feld $\arg \varphi(z)\,dz^2=\vartheta$ ist das Feld $\varphi(z)\,e^{-i\vartheta}dz^2>0$, und somit sind die entsprechenden Kurven die Trajektorien eines quadratischen Differentials: Es genügt daher, die letzteren zu betrachten. Eine Trajektorie endet entweder in mindestens einer Richtung in einem kritischen Punkt, oder dann ist sie in beiden Richtungen unbegrenzt fortsetzbar. Im ersten Falle heißt sie eine kritische, im zweiten Falle eine reguläre Trajektorie. Ist eine reguläre Trajektorie α_i geschlossen, so sind es auch die benachbarten, und es gibt ein größtes Ringgebiet $R_i<R$, das α_i enthält, dessen universelle Überlagerungsfläche durch einen Zweig der Funktion $\Phi(z)=\int\sqrt{\varphi(z)}\,dz$ konform auf einen horizontalen Parallelstreifen abgebildet wird. Man beweist dies leicht durch Betrachtung der lokalen Abbildung Φ und Fortsetzung derselben längs α_i. Wir nennen R_i das zu α_i gehörige charakteristische Ringgebiet von φ. Auf jeder seiner Randkomponenten liegt mindestens ein kritischer Punkt von φ oder ein Randpunkt von R, außer in dem Fall eines holomorphen quadratischen Differentials auf dem Torus, wo R_i nur bis auf eine Translation auf der Fläche bestimmt ist. Schneiden wir R_i längs eines Stückes einer orthogonalen Trajektorie β_i auf, so wird das aufgeschnittene Ringgebiet durch einen nun eindeutigen Zweig von Φ auf ein Rechteck der Basislänge $a_i=\int_{\alpha_i}|\varphi(z)|^{\frac{1}{2}}|dz|$ und der Höhe

$$b_i=\int_{\beta_i}|\varphi(z)|^{\frac{1}{2}}|dz|\ \text{abgebildet, mit dem Flächeninhalt}\ \iint_{R_i}|\Phi'(z)|^2\,dx\,dy=$$
$$\iint_{R_i}|\varphi(z)|\,dx\,dy=a_i\,b_i.$$

Sind R_1 und R_2 zwei verschiedene charakteristische Ringgebiete des holomorphen quadratischen Differentials φ, und α_1 und α_2 zugehörige geschlossene Trajektorien, so können diese auf R nicht homotop sein. Sind sie es nämlich, so beranden sie, da sie keinen Punkt gemeinsam haben, ein Ringgebiet R_0 auf R. Bildet man dieses konform auf einen Kreisring $1 < |z| < r$ ab und berechnet die Argumentänderung von $\varphi(z)\,dz^2$ längs des Randes, so erkennt man, daß φ keine Nullstelle haben kann in R_0. Somit muß $R_0 < R_1$ sein und daher offenbar $R_1 = R_2$. Die Anzahl der charakteristischen Ringgebiete ist also für ein holomorphes quadratisches Differential φ auf einer geschlossenen Fläche R höchstens gleich der Anzahl Elemente, die es in einem System getrennter, nicht homotoper und nicht nullhomotoper Jordankurven γ_i auf der Fläche R geben kann, in jedem Fall aber endlich. Wir wollen ein solches System $\{\gamma_i\}$ kurz zulässig nennen.

Sind nun alle nicht-kritischen Trajektorien eines quadratischen Differentials φ geschlossen, und R_i $(i = 1, \ldots, n)$ die charakteristischen Ringgebiete, so gilt $\|\varphi\| = \iint\limits_{R} |\varphi(z)|\,dx\,dy = \sum\limits_{i=1}^{n} a_i\,b_i$. Wir nennen dann φ ein quadratisches Differential mit geschlossenen Trajektorien.

3. Ein quadratisches Differential φ, das zu einer berandeten Fläche R gehört, kann man auf die Verdoppelung von R erweitern. Sind P und $\tilde{P} \neq P$ symmetrische Punkte auf der Verdoppelung, und hat man in einer Umgebung des Punktes P den Parameter z, so kann man in einer dazu symmetrischen Umgebung von $\tilde{P}$ den Parameter $\bar{z}$ einführen. Man definiert dann $\varphi(\bar{z}) = \bar{\varphi}(z)$. Diese Definition ist unabhängig von der Wahl des Parameters in P und setzt offenbar φ als quadratisches Differential auf die Verdoppelung fort. Wir sagen nun, φ habe auf R geschlossene Trajektorien, wenn dies von der Fortsetzung von φ auf der Verdoppelung gilt. In diesem Falle zerfällt R in charakteristische Ringgebiete R_i und charakteristische Streifen S_j von φ (die durch ihr Spiegelbild zu Ringgebieten auf der Verdoppelung geschlossen werden). Die letzteren werden durch die Zweige von Φ auf Rechtecke der Basis a_j und der Höhe b_j abgebildet. Es gilt $\|\varphi\| = \iint\limits_{R} |\varphi(z)|\,dx\,dy = \sum a_i\,b_i + \sum a_j\,b_j$. Die Moduln der Ringgebiete sind $M_i = \dfrac{b_i}{a_i} = \dfrac{1}{2\pi}\log r_i$, wenn $r_i > 1$ das Radienverhältnis eines zu R_i konform äquivalenten Kreisringes ist; diejenigen der Streifen entsprechend $M_j = b_j/a_j$.

Als wichtigsten Spezialfall einer berandeten Riemannschen Fläche mit ausgezeichneten Punkten betrachten wir das n-Eck. Jedes quadratische Differential φ, das zum n-Eck gehört, hat (in der Verdoppelung) geschlossene Trajektorien. Ist nämlich α eine reguläre Trajektorie von φ (die also nicht gegen einen kritischen Punkt konvergiert, auch nicht auf dem Rande), so ist α ein Querschnitt, und seine Verdoppelung ist daher geschlossen (für den Beweis s. [8]). Da mit φ auch $-\varphi$ zum n-Eck gehört, gilt dasselbe für die orthogonalen Trajektorien von φ, das sind die Trajektorien von $-\varphi$. Von nun an sind in dieser Arbeit immer quadratische Differentiale $\varphi \not\equiv 0$ mit geschlossenen Trajektorien gemeint, auch wenn es nicht explizite gesagt wird.

4. Ist φ ein holomorphes quadratisches Differential auf der geschlossenen Fläche R, α eine geschlossene Trajektorie von φ und γ eine beliebige zu α homotope Kurve, so gilt für deren Länge $|\gamma| = \int_\gamma |\varphi(z)|^{\frac{1}{2}} |dz|$ $\geqq |\alpha|$. Dies beweist man, indem man φ vermittels der Spurabbildung auf die universelle Überlagerungsfläche $\hat{R}$ von R überträgt. Zwei beliebige Punkte $P_1, P_2 \in \hat{R}$ besitzen stets eine und nur eine kürzeste Verbindungslinie. Aus der Homotopie von γ und α folgt dann leicht, daß es eine Zahl M gibt, so daß $n|\gamma| \geqq n|\alpha| - M$ für jedes $n = 1, 2, 3, \ldots$, und daher $|\gamma| \geqq |\alpha|$ (vgl. z.B. Jenkins [4], p. 57). Wenn Gleichheit gelten soll, muß γ offenbar eine geschlossene geodätische Linie sein in der Homotopieklasse von α. Es genügt, den Fall einer regulären geodätischen zu betrachten, die also nicht durch kritische Punkte von φ geht. Wir wollen zeigen, daß dann γ eine Trajektorie von φ in dem durch α bestimmten charakteristischen Ringgebiet R_i ist. Hat nämlich γ keinen Schnittpunkt mit α gemeinsam, so können wir wie oben zeigen, daß φ in dem durch α und γ berandeten Ringgebiet R_0 auf R keine Nullstelle hat. Daher kann man die Trajektorie α auf der Fläche R parallel zu sich selber verschieben, bis sie γ berührt. Da aber eine reguläre geodätische Linie durch ein einziges ihrer Linienelemente eindeutig bestimmt ist, muß γ mit der verschobenen Trajektorie übereinstimmen.

Schneiden sich α und γ, so muß wegen der Homotopie die Anzahl der Schnittpunkte gerade sein, und es gibt einen Bogen auf γ, dessen Endpunkte auf α liegen und der zu dem betreffenden Intervall auf α homotop ist. Würden die beiden Bogen nicht zusammenfallen, so gäbe es daher zwischen ihren Endpunkten zwei kürzeste Bogen, die ein einfach zusammenhängendes Gebiet beranden, was unmöglich ist. Dann muß aber $\alpha = \gamma$ sein.

5. Der Satz gilt auch für ein meromorphes Differential φ mit höchstens Polen erster Ordnung, wenn γ auf der in den Polen P_i von φ punktierten Fläche R zu α homotop ist. Der Beweis wird durch Übergang zu einer verzweigten Überlagerungsfläche auf den obigen zurückgeführt. Ist zunächst die Anzahl der Pole P_i gerade, so verbindet man sie paarweise durch außerhalb voneinander liegende Jordankurven und erhält eine zweiblättrige Überlagerungsfläche $\hat{R}$ durch kreuzweises Verheften zweier identischer Exemplare von R längs den Jordanbogen. Die Win-

dungspunkte erster Ordnung von $\widehat{R}$ liegen über den Polen P_l. Führt man in diesen die Quadratwurzel aus dem Parameter von R als lokalen Parameter von $\widehat{R}$ ein, so transformiert sich φ in ein holomorphes quadratisches Differential $\hat{\varphi}$ auf $\widehat{R}$. Durch Hinaufdrücken von α erhält man eine zweiblättrige oder zwei einblättrige Trajektorien $\hat{\alpha}$ von $\hat{\varphi}$, und das entsprechende gilt für γ, wobei $\hat{\gamma}$ zu $\hat{\alpha}$ homotop ist auf $\widehat{R}$. Daraus folgt $|\gamma| \geqq |\alpha|$ und im Falle der Gleichheit, daß $\hat{\gamma}$ eine geschlossene Trajektorie ist von $\hat{\varphi}$. Also ist γ eine geschlossene Trajektorie von φ, und da sie zu α homotop ist in $R - \{P_l\}$, ist γ entweder eine reguläre Trajektorie oder eine Randtrajektorie des durch α bestimmten charakteristischen Ringgebietes von φ.

Ist die Anzahl der Pole ungerade, so kann man, wenn $g \geqq 1$ ist, zunächst eine unverzweigte zweiblättrige Überlagerungsfläche $\widehat{R}$ nehmen, und wenn $g = 0$ ist, eine verzweigte zweiblättrige Überlagerungsfläche mit zwei Windungspunkten über zwei Polen von φ. Wir erhalten ein $\hat{\varphi}$ mit einer geraden Anzahl von Polen, und dafür gilt der Satz schon. Damit erhält man ihn wie oben für φ.

§ 2. Eine Extremaleigenschaft quadratischer Differentiale mit geschlossenen Trajektorien

6. Sei φ ein holomorphes quadratisches Differential oder ein meromorphes mit höchstens Polen erster Ordnung und mit geschlossenen Trajektorien auf der kompakten Riemannschen Fläche R. Die Pole von φ und eventuell gewisse andere ausgezeichnete Punkte auf R bezeichnen wir mit P_l. Das Komplement der in den Punkten P_l oder den Nullstellen von φ endenden Trajektorien zerfällt in endlich viele Ringgebiete R_i $(i = 1, \ldots, n)$ (es sind die charakteristischen Ringgebiete von φ, unterteilt längs den durch die eventuell zusätzlich ausgezeichneten Punkte gehenden regulären Trajektorien). Ferner sei $\{\widetilde{R}_i\}$ ein System von punktfremden Ringgebieten auf $R - \{P_l\}$, so daß für jedes i eine die beiden Randkomponenten von $\widetilde{R}_i$ trennende Jordankurve $\tilde{\alpha}_i \subset \widetilde{R}_i$ homotop ist auf $R - \{P_l\}$ zu einer Trajektorie α_i von φ in R_i. Ist dann M_i der Modul von R_i, $\widetilde{M}_i$ derjenige von $\widetilde{R}_i$, so gilt

$$\operatorname*{Min}_i \left\{ \frac{\widetilde{M}_i}{M_i} \right\} \leqq 1$$

und Gleichheit gilt nur, wenn $\widetilde{R}_i = R_i$ für $i = 1, \ldots, n$ (bzw. für ein holomorphes φ auf dem Torus ohne ausgezeichnete Punkte wenn $\widetilde{R}_i$ aus R_i durch eine Translation auf R hervorgeht).

Bemerkungen. Fehlt zu einem i das R_i, so wollen wir dieses als degeneriert betrachten und ihm den Modul null geben. Dann ist

$\mathrm{Min}\,\{\widetilde{M}_i/M_i\}=0$ und der Satz gilt offenbar auch in dieser verallgemeinerten Form.

Keine der Zahlen M_i, $\widetilde{M}_i$ kann ∞ sein. Sonst gäbe es eine konforme Abbildung des Äußeren des Einheitskreises in die Fläche R, und da diese kompakt ist, müßte der unendlich ferne Punkt in einen Punkt der Fläche übergehen. Die Trajektorien von R_i wären daher homotop zu einem Punkte. Aber das ist unmöglich: Eine auf R nullhomotope Trajektorie muß mindestens zwei Pole erster Ordnung enthalten.

Zum Beweis des Satzes bilden wir $\widetilde{R}_i$ konform auf einen Kreisring ab (mit dem Radienverhältnis $e^{2\pi\widetilde{M}_i}$) und den längs eines Radius aufgeschnittenen Kreisring auf ein Rechteck $\varDelta_i$ in der $\zeta=\xi+i\eta$-Ebene, der Basis 1 und der Höhe $\widetilde{M}_i$. Die konforme Abbildung h_i dieses Rechtecks $\varDelta_i$ auf das aufgeschlitzte Ringgebiet $\widetilde{R}_i$ (die Zusammensetzung der Inversen der beiden obigen Abbildungen) führen wir als Parameterabbildung ein und transformieren φ nach der Regel $\varphi(z)\,dz^2=\varphi(\zeta)\,d\zeta^2$; $\varphi(\zeta)$ wird eine eindeutige Funktion in $\varDelta_i$. Die Horizontalen in $\varDelta_i$ gehen durch h_i in geschlossene Kurven auf R über, die homotop sind zu den Trajektorien von R_i und deren Länge daher in der invarianten Metrik $|\varphi(z)|^{\frac{1}{2}}\,|dz|$ mindestens a_i ist:

$$a_i \leqq \int |\varphi(\zeta)|^{\frac{1}{2}}\,d\xi.$$

Daraus folgt durch Integration über die Höhe von $\varDelta_i$

$$\widetilde{M}_i\,a_i \leqq \iint\limits_{\varDelta_i} |\varphi(\zeta)|^{\frac{1}{2}}\,d\xi\,d\eta,$$

worauf wir die Schwarzsche Ungleichung anwenden:

$$\widetilde{M}_i^2\,a_i^2 \leqq \left(\iint\limits_{\varDelta_i} |\varphi(\zeta)|^{\frac{1}{2}}\,d\xi\,d\eta\right)^2 \leqq \widetilde{M}_i \iint\limits_{\varDelta_i} |\varphi(\zeta)|\,d\xi\,d\eta.$$

Durch Summation erhalten wir

$$\sum_i a_i^2\,\widetilde{M}_i \leqq \sum_i \iint\limits_{\varDelta_i} |\varphi(\zeta)|\,d\xi\,d\eta \leqq \|\varphi\| = \sum_i a_i\,b_i.$$

Somit ist für mindestens ein i

$$a_i^2\,\widetilde{M}_i \leqq a_i\,b_i$$

oder

$$\widetilde{M}_i \leqq \frac{b_i}{a_i} = M_i.$$

Das ist aber der erste Teil der Behauptung.

Sei nun $\mathrm{Min}\limits_i\,\{\widetilde{M}_i/M_i\}=1$. Dann ist für jedes i $a_i^2\,\widetilde{M}_i \geqq M_i\,a_i^2 = a_i\,b_i$ und aus beiden Ungleichungen zusammen folgt die Identität $\widetilde{M}_i = M_i$.

Es muß somit in jeder Schwarzschen Ungleichung das Gleichheitszeichen gelten, d.h. $|\varphi(\zeta)|$ und daher $\varphi(\zeta)$ selber konstant sein in jedem $\varDelta_i$. Außerdem muß $a_i = \int |\varphi(\zeta)|^{\frac{1}{2}} d\xi$ sein (somit $|\varphi(\zeta)| = a_i^2$). Die Horizontalen in $\varDelta_i$ gehen daher bei der Abbildung h_i in reguläre, geschlossene geodätische Linien γ_i über, die zu den Trajektorien α_i homotop sind und dieselbe Länge a_i haben. Daher sind es Trajektorien in R_i, und da die R_i einerseits nicht überlappen und andererseits $\sum_i \iint_{\varDelta_i} |\varphi(\zeta)| d\xi \, d\eta = \|\varphi\|$ sein muß, ist $\widetilde{R}_i = R_i$ für jedes i.

7. Sei nun R eine berandete Riemannsche Fläche mit ausgezeichneten Innen- und Randpunkten P_l und φ ein zu R, $\{P_l\}$ gehöriges meromorphes quadratisches Differential mit geschlossenen Trajektorien (das also höchstens in den P_l Pole erster Ordnung hat); mit R_i bezeichnen wir die entsprechenden Ringgebiete und mit S_j die entsprechenden Streifen. Ein Vergleichsstreifen $\widetilde{S}_j$ ist ein einfach zusammenhängendes Gebiet auf R, das zwei freie Randintervalle als ausgezeichnete Seiten besitzt, die auf dem punktierten Rand $\overline{R} - R - \{P_l\}$ von R liegen, und so, daß ein dieselben in S_j verbindender abgschlossener Jordanbogen auf $\overline{R} - \{P_l\}$ homotop ist zu einer regulären Trajektorie von φ in $\overline{S}_j$. Wir betrachten nun ein System von nicht überlappenden (eventuell degenerierten) Ringgebieten $\widetilde{R}_i$ und Streifen $\widetilde{S}_j$ auf R. Dann gilt für deren Moduln

$$\operatorname*{Min}_l \left\{ \frac{\widetilde{M}_l}{M_l} \right\} \leqq 1 \,, \qquad l = i, j$$

und Gleichheit gilt nur, wenn $\widetilde{R}_i = R_i$ und $\widetilde{S}_j = S_j$ für jedes i, j. Der Bcweis ergibt sich mit Hilfe der Verdoppelung von R und der Fortsetzung von φ auf Grund der Symmetrie. Die Streifen S_j und $\widetilde{S}_j$ schließen sich dabei mit ihren Spiegelbildern zu Ringgebieten auf der Verdoppelung.

§ 3. Quadratische Differentiale mit geschlossenen Trajektorien und gegebenem Modulverhältnis

8. Wir betrachten eine kompakte Riemannsche Fläche R mit höchstens endlich vielen ausgezeichneten Punkten P_l. Auf $R - \{P_l\}$ sei ein System von getrennten Jordankurven γ_i gegeben, die auf $R - \{P_l\}$ weder zueinander noch zu einem Punkt homotop seien (auch nicht zu einem P_l). Wir nennen das ein zulässiges System von Jordankurven auf $R - \{P_l\}$. Diesen γ_i seien nicht-negative Gewichte m_i zugeordnet, nicht alle null. Dann gibt es ein bis auf einen positiven Faktor eindeutig bestimmtes, auf $R - \{P_l\}$ holomorphes quadratisches Differential $\varphi \not\equiv 0$, das in den ausgezeichneten Punkten P_l höchstens Pole erster Ordnung hat, mit folgenden Eigenschaften:

Die Trajektorien von φ sind geschlossen und zu den γ_i auf $R - \{P_l\}$ homotop, und die entsprechenden Ringgebiete R_i haben Moduln M_i, die im Verhältnis

$$M_1 : M_2 : \ldots = m_1 : m_2 : \ldots$$

stehen. (Sind keine Punkte ausgezeichnet, so ist also φ holomorph auf R.)[*]

Daß ein m_i und damit M_i gleich null ist, bedeutet, daß R_i degeneriert ist, d.h. daß φ keine Trajektorien besitzt, die zu γ_i homotop sind.

Der Satz enthält eine Eindeutigkeits- und eine Existenz-Aussage. Wir beweisen zunächst die erstere. Sei $\tilde{\varphi}$ ein weiteres quadratisches Differential auf R, das den Bedingungen des Satzes genügt. Die Indices i mit degenerierten Ringgebieten sind für φ und $\tilde{\varphi}$ dieselben, und wir können diese deshalb weglassen. Für die übrigen Indices gilt $\tilde{M}_i = C \, M_i$, wobei $\tilde{M}_i$ der Modul des Ringgebietes $\tilde{R}_i$ von $\tilde{\varphi}$ ist und die Trajektorien von $\tilde{\varphi}$ in $\tilde{R}_i$ zu denjenigen von φ in R_i homotop sind auf $R - \{P_l\}$. Nach unserem Minimumsatz ist $C = \mathrm{Min}\{\tilde{M}_i/M_i\} \leqq 1$, und ebenso beweist man umgekehrt, daß $C \geqq 1$ ist, also $C = 1$. Daraus folgt nach demselben Satz, daß $\tilde{R}_i = R_i$ für jedes i (außer für den Torus ohne ausgezeichnete Punkte, wo aber das Folgende in gleicher Weise gilt). Die Trajektorien von $\tilde{\varphi}$ und φ stimmen somit in jedem R_i überein, und daher ist die rationale Funktion $\tilde{\varphi}/\varphi = \lambda$ auf R positiv und also auch konstant.

9. Zum Beweis der Existenz betrachten wir zunächst den Fall ohne ausgezeichnete Punkte; ferner lassen wir wieder die Indices mit verschwindenden m_i weg. Wir wählen nicht-überlappende Ringgebiete R_i auf der Fläche, die zu den gegebenen γ_i gehören (d.h. eine die beiden Randkomponenten trennende Jordankurve in R_i ist homotop zu γ_i), mit Moduln M_i, $i = 1, \ldots, n$. Nun trachten wir danach, die Zahl $\underset{i}{\mathrm{Min}}\{M_i/m_i\}$ möglichst groß, d.h. das relativ schmalste Ringgebiet möglichst breit zu machen. Sei $C = \sup \underset{i}{\mathrm{Min}}\{M_i/m_i\}$ für alle Systeme $\{R_i\}$ von Ringgebieten auf R. Es gibt dann eine Maximalfolge $\{R_{ik}\}$, $i = 1, \ldots, n$, $k = 1, 2, \ldots$ von solchen Systemen. Wir bilden die R_{ik} konform auf Kreisringe $1 < |w| < r_{ik}$ ab, $\log r_{ik} = 2\pi M_{ik}$. Die konformen Abbildungen der Kreisringe in die Fläche seien h_{ik}. Diese Abbildungen bilden für jedes feste i eine normale Familie, und man kann daher eine Teilfolge der Indices k auswählen, so daß die entsprechenden h_{ik} gegen konforme Abbildungen $h_i : \{w;\ 1 < |w| < r_i = \underset{k \to \infty}{\lim} r_{ik}\} \to R_i$ von Kreisringen auf getrennte Ringgebiete R_i auf R konvergieren mit den Moduln

---

[*] Der Satz kann auch für die Abschätzung der Konvergenz von Iterationsverfahren bei konformer Abbildung Anwendung finden, vgl. D. Gaier [*3*], p. 167.

$M_i = \dfrac{1}{2\pi}\log r_i$ und $C = \underset{i}{\mathrm{Min}}\left\{\dfrac{M_i}{m_i}\right\}$. Da offenbar $r_i < \infty$ für jedes i folgt insbesondere $C < \infty$.

Es ist nun zu zeigen, daß die R_i die charakteristischen Ringgebiete eines und desselben holomorphen quadratischen Differentials φ auf R sind, und daß $M_i/m_i = C$ für jedes i ist.

10. Zu diesem Zweck variieren wir die Gebiete R_i auf R, oder, was auf dasselbe herauskommt, wir deformieren die Fläche R in konform äquivalente Flächen. Dies kann nach SCHIFFER und SPENCER [7], JENKINS [5] auf folgende Weise geschehen: Als elementare Variation schneiden wir um einen Punkt P der Fläche mit dem Parameter z, wobei P dem Wert $z = 0$ entspreche, ein kreisförmiges Loch aus der Fläche und identifizieren die Punkte auf der Kreisperipherie, die symmetrisch zu einem Kreisdurchmesser liegen. Die konforme Abbildung

$$z \to w = z + \frac{\lambda\, e^{i\vartheta}\varrho^2}{z}, \quad \lambda \text{ reell, } 0 \leq \vartheta < \pi$$

führt den Kreis vom Radius $|\lambda|^{\frac12}\varrho$ in einen Schlitz über mit der Länge $4|\lambda|^{\frac12}\varrho$ und dem Argument $\vartheta/2$ $(\lambda > 0)$ bzw. $(\vartheta + \pi)/2$ $(\lambda < 0)$ und erlaubt es, die Identifikation vorzunehmen.

Wählen wir gewisse Punkte P_j in einem der Ringgebiete R_i und die Werte λ_j und ϑ_j beliebig, so geht für alle hinreichend kleinen ϱ R_i in ein Ringgebiet $\widetilde{R}_i$ über mit dem Modul $\widetilde{M}_i$ (SCHIFFER [6])

$$2\pi\widetilde{M}_i - 2\pi M_i + \varrho^2 \sum_j \mathrm{Re}\left\{\lambda_j\, e^{i\vartheta_j}\left(\frac{g_i'(P_j)}{g_i(P_j)}\right)^2\right\} + o(\varrho^2).$$

Dabei bedeutet $g_i = h_i^{-1}$ die konforme Abbildung von R_i auf den Kreisring $1 < |w| < r_i$, $\log r_i = 2\pi M_i$ und $g_i'(P_j)$ die Ableitung bezüglich des bei P_j ausgezeichneten Parameters.

Die Punkte P_j müssen aber nun so gewählt werden, daß bei der Variation der konforme Typus der Fläche erhalten bleibt. Dies ist für $g \geq 2$ (für $g = 1$ besteht ein Kurvensystem $\{\gamma_i\}$ nur aus einem einzigen Element und das betreffende holomorphe quadratische Differential kann direkt angegeben werden) dadurch möglich, daß man die Variation an $12g - 12$ Stellen P_j ausführt (die man in beliebig gegebenen offenen Teilmengen von R wählen kann) und bei gegebenen ϑ_j die λ_j so wählt, daß

$$\mathrm{Re}\left\{\sum_{j=1}^{12g-12}\lambda_j\, e^{i\vartheta_j}\,\varphi_k(P_j)\right\} = 0 \qquad k = 1, \ldots, m$$

ist, wo die φ_k eine Basis des $m = 6g - 6$ dimensionalen reellen linearen Raumes der holomorphen quadratischen Differentiale von R darstellen; sie sind bezüglich derselben Parameter in den P_j zu nehmen wie die g_i'.

Die Matrix $\big(\varphi_k(P_j)\big)$, $k = 1, \ldots, m$; $j = 1, \ldots, 2m$ hat die Eigenschaft, daß die Zeilenvektoren jeder m-zeiligen quadratischen Untermatrize reell linear unabhängig sind. Ist nämlich $\sum\limits_{k=1}^{m}\mu_k\,\varphi_k(P_j)=\varphi(P_j)=0$ für m verschiedene Punkte P_j, so hat das holomorphe quadratische Differential $\varphi=\sum\mu_k\varphi_k$, $m=6g-6$ Nullstellen P_j und ist daher identisch null. Da die φ_k eine Basis des Raumes der φ darstellen, müssen alle $\mu_k=0$ sein. Für m gegebene Indices j spannen also die $2m$ reellen Vektoren

$$\mathrm{Re}\{\varphi_1(P_j),\ \ldots,\ \varphi_m(P_j)\},\qquad \mathrm{Im}\{\varphi_1(P_j),\ \ldots,\ \varphi_m(P_j)\}$$

den ganzen m-dimensionalen reellen Raum auf. Da man nun die P_j beliebig wählen kann, gibt es offenbar m reelle Zahlen ϑ_j, $0\leq\vartheta_j<\pi$, so daß die Matrix $(u_{kj})=\big(\mathrm{Re}\,e^{i\vartheta_j}\varphi_k(P_j)\big)$ den Rang m hat.

11. Wir wollen nun zunächst zeigen, daß alle Quotienten $M_i/m_i=C$ sein müssen, und daß $R-\cup\overline{R}_i$ leer ist. Nehmen wir an, es seien nicht alle M_i/m_i gleich, und etwa M_1/m_1 ein kleinster, M_2/m_2 ein größter Wert dieses Quotienten. Dann wählen wir $P_1,\ \ldots,\ P_m\in R_1$ und $P_{m+1},\ \ldots,$ $P_{2m}\in R_2$ und die ϑ_j, $j=m+1,\ldots,2m$ so, daß die Matrix $(u_{kj})\ k=1,\ldots,m$; $j=m+1,\ \ldots,\ 2m$ den Rang m hat. Die ersten m Werte ϑ_j sind noch frei, ebenso die der λ_j, und wir können sie offenbar so wählen, daß $\sum\limits_{j=1}^{m}\lambda_j\,u_j>0$ ist mit $u_j=\mathrm{Re}\,e^{i\vartheta_j}\left(\dfrac{g_1'(P_j)}{g_1(P_j)}\right)^2$. Die λ_j, $j=m+1,\ \ldots,\ 2m$ werden danach so bestimmt, daß die Nebenbedingungen $\sum\limits_{j=1}^{2m}\lambda_j\,u_{kj}=0$ erfüllt sind, und daraus folgt nun, daß man den Quotienten M_1/m_1 auf Kosten von M_2/m_2 etwas vergrößern kann, so daß der letztere größer als das Minimum dieser Quotienten bleibt. Nach endlich vielen Schritten hätten wir so das Minimum vergrößert, was einen Widerspruch bedeutet. Gäbe es eine offene Menge, die außerhalb aller R_i liegt, so könnte man die Punkte P_j, $j=m+1,\ \ldots,\ 2m$, in dieser wählen. Damit würden die Moduln aller Ringgebiete invariant bleiben, mit Ausnahme desjenigen, den man vergrößert, und man hätte nach den vorhergehenden Überlegungen einen Widerspruch.

Als nächstes zeigen wir, daß $\left(\dfrac{g_i'(P)}{g_i(P)}\right)^2=\sum\limits_{k=1}^{m}\mu_k^{(i)}\,\varphi_k(P)=-\varphi^{(i)}(P)$ gilt, identisch für $P\in R_i$, mit reellen Koeffizienten $\mu_k^{(i)}$, d.h. daß es für jedes i ein quadratisches Differential $-\varphi^{(i)}$ gibt, dessen Trajektorien in R_i diejenigen geschlossenen Linien sind, die durch g_i auf Kreise $|w|=$ konst. abgebildet werden. Zu diesem Zwecke wählen wir alle Punkte P_j in R_i und die ϑ_j, $j=1,\ \ldots,\ m$, so, daß die ersten m Spalten der Matrix $(u_{kj})=\big(\mathrm{Re}\,e^{i\vartheta_j}\varphi_k(P_j)\big)$ linear unabhängig sind. Die Zeilenvektoren $\vec{u}_k=(u_{kj})$, $j=1,\ \ldots,\ 2m$, spannen einen reellen linearen Raum U auf, und die Vektoren $\vec{\lambda}=(\lambda_j)$ müssen orthogonal auf U sein. Wäre nun der Vektor $\vec{u}=(u_j)$ nicht in U, so könnte man ein $\vec{\lambda}$ so wählen, daß $(\vec{\lambda},\vec{u})=\sum\limits_{j=1}^{2m}\lambda_j\,u_j>0$

ist. Das würde zu einer Variation Anlaß geben, die M_i/m_i vergrößert, ohne die Moduln der übrigen Ringgebiete zu verändern, und somit auf einen Widerspruch führen. Daher gibt es reelle Zahlen $\mu_k^{(i)}$, so daß

$$u_j = \sum_{k=1}^{m} \mu_k^{(i)} u_{k\,j}, \quad j = 1, \ldots, 2m.$$ Die $\mu_h^{(i)}$ sind schon durch die ersten m dieser Gleichungen eindeutig bestimmt, und es muß daher für $j = m + 1$, $\ldots$, $2m$ sein

$$\mathrm{Re}\left\{\left(\frac{g_i'(P_j)}{g_i(P_j)}\right)^2 - \sum_{k=1}^{m} \mu_k^{(i)} \varphi_k(P_j)\right\} \cdot e^{i\vartheta_j} = 0,$$

wie auch immer die ϑ_j und die P_j gewählt werden. Daraus folgt

$$\left(\frac{g_i'(P)}{g_i(P)}\right)^2 = \sum_{k=1}^{m} \mu_k^{(i)} \varphi_k(P) = -\varphi^{(i)}(P), \quad P \in R_i.$$

Als letztes zeigen wir, daß die so erhaltenen holomorphen quadratischen Differentiale $\varphi^{(i)}$ bis auf einen positiven Faktor übereinstimmen, oder, was dasselbe ist, daß es ein quadratisches Differential φ gibt, so daß

$$\left(\frac{g_i'(P)}{g_i(P)}\right)^2 = \lambda_i\,\varphi(P), \quad \lambda_i < 0, \quad i = 1, \ldots, n.$$

Seien R_1 und R_2 zwei beliebige der Ringgebiete. Wir wählen $P_1, \ldots, P_m$ in R_1 und $P_{m+1}, \ldots, P_{2m}$ in R_2, ferner die ϑ_j so, daß die ersten m Spalten der Matrix $(u_{k\,j})$ und ebenso die zweiten linear unabhängig sind, und daß keiner der Vektoren $\vec{v} = (u_1, u_2, \ldots, u_m, 0, \ldots, 0$ und $\vec{w} = (0, \ldots, 0, u_{m+1}, \ldots, u_{2m})$ verschwindet. Sei $\vec{v}_1, \ldots, \vec{v}_m$ eine Basis des orthogonalen Komplementes des von den Vektoren $\vec{u}_k$ aufgespannten Raumes U. Dann erhalten wir die sämtlichen Lösungsvektoren $\vec{\lambda}$ für die Nebenbedingungen in der Form $\vec{\lambda} = \lambda_1 \vec{v}_1 + \cdots + \lambda_m \vec{v}_m$, wobei die λ_j frei wählbar sind, und für die Skalarprodukte

$$(\vec{\lambda}, \vec{v}) = \lambda_1(\vec{v}_1, \vec{v}) + \cdots + \lambda_m(\vec{v}_m, \vec{v})$$

$$(\vec{\lambda}, \vec{w}) = \lambda_1(\vec{v}_1, \vec{w}) + \cdots + \lambda_m(\vec{v}_m, \vec{w}).$$

Falls nun die Matrix der Koeffizienten der beiden Zeilen rechts den Rang zwei hat, kann man offenbar die λ_j so wählen, daß $(\vec{\lambda}, \vec{v}) > 0$ und $(\vec{\lambda}, \vec{w}) > 0$ ist, und das darf nicht sein. Da außerdem nicht alle Koeffizienten einer Zeile verschwinden können (sonst wäre z.B. $\vec{v} \in U$ und daher alle $u_1 = u_2 = \cdots = u_m = 0$; das widerspricht der Wahl der ϑ_j), gibt es ein $\varrho \neq 0$, so daß $(\vec{v}_k, \vec{v}) = \varrho(\vec{v}_k, \vec{w})$ und daher $(\vec{v}_k, \vec{v} - \varrho\vec{w}) = 0$ für $k = 1, \ldots, m$. Das bedeutet aber $\vec{v} - \varrho\vec{w} \in U$. Ist nun $\varrho > 0$ und wählt man

$\lambda_1, \ldots, \lambda_m$ so, daß $(\vec{\lambda}, \vec{w}) > 0$, so ist auch $(\vec{\lambda}, \vec{v}) = (\vec{\lambda}, \varrho \vec{w} + \vec{v} - \varrho \vec{w}) = (\vec{\lambda}, \varrho \vec{w}) = \varrho (\vec{\lambda}, \vec{w}) > 0$, und das widerspricht der Extremaleigenschaft der R_i. Somit ist notwendig $\varrho < 0$,

$$u_j = \mu_1 u_{1j} + \cdots + \mu_m u_{mj}, \qquad j = 1, \ldots, m$$

$$- \varrho\, u_j = \mu_1 u_{1j} + \cdots + \mu_m u_{mj}, \qquad j = m + 1, \ldots, 2m.$$

Es folgt daraus wegen der linearen Unabhängigkeit der rechtsstehenden Matrizen

$$\left(\frac{g_1(P)}{g_1(P)} \right)^2 = - \varphi(P)$$

$$\left(\frac{g_2(P)}{g_2(P)} \right)^2 = - \frac{1}{\varrho} \left(- \varphi(P) \right).$$

12. Die Methode der verzweigten Überlagerungsflächen gestattet es nun, den Beweis des Satzes in seiner allgemeinen Form auf den obigen Spezialfall ohne ausgezeichnete Punkte zurückzuführen. Sei R eine kompakte Riemannsche Fläche mit endlich vielen ausgezeichneten Punkten P_l und $\{\gamma_i\}$ ein zulässiges System von Jordankurven auf $R - \{P_l\}$ mit den Gewichten m_i. Ist die Anzahl ausgezeichneter Punkte gerade, so konstruieren wir wie in (5) eine zweiblättrige Überlagerungsfläche $\hat{R}$ mit Windungspunkten über den P_l. Jede Jordankurve γ_i besitzt entweder eine oder ein Paar von Überlagerungskurven $\hat{\gamma}_i$. Für $i \neq k$ kann $\hat{\gamma}_i$ nicht homotop sein auf $\hat{R}$ zu $\hat{\gamma}_k$. Andernfalls würden $\hat{\gamma}_i$ und $\hat{\gamma}_k$ ein Ringgebiet $\hat{G}$ auf $\hat{R}$ beranden. Ist nun eine der Randkurven, etwa $\hat{\gamma}_i$, zweiblättrig (d.h. die Überlagerungskurve von γ_i zerfällt nicht), so geht diese bei der Blättervertauschung in sich über, und damit das ganze Ringgebiet $\hat{G}$. Dann muß aber auch $\hat{\gamma}_k$ in sich übergehen, also zweiblättrig sein. Da nun die Blättervertauschung eine konforme Abbildung ist, die die beiden Randkomponenten in sich überführt, kann es nur eine Rotation der Ordnung zwei sein, und $\hat{G}$ kann daher keinen Windungspunkt von $\hat{R}$ enthalten. Sind aber $\hat{\gamma}_i$ und $\hat{\gamma}_k$ einblättrig, so ist dies evident. Die Spur G von $\hat{G}$ ist ein Ringgebiet, das von γ_i und γ_k berandet wird. Eine Jordankurve γ in G kann nämlich, wenn ihre Überlagerungskurve geschlossen ist, entweder in G auf einen Punkt zusammengezogen oder in γ_i deformiert werden. Das gilt aber auch, wenn ihre Überlagerungskurve nicht geschlossen ist, bei einmaligem Umlauf. Dann endet diese nämlich in zwei symmetrischen Punkten, und sie kann unter Bewahrung dieser Eigenschaft in einen halben Randbogen auf $\hat{\gamma}_i$ deformiert werden. Mit Hilfe der Spurabbildung erhalten wir eine Deformation von γ in γ_i.

Da nun $\widehat{G}$ keinen Windungspunkt enthält, enthält G keinen ausgezeichneten Punkt P_l, und γ_i und γ_k wären daher in $R-\{P_l\}$ homotop, im Widerspruch zur Annahme. Auf gleiche Weise folgt, daß keine der Kurven $\hat{\gamma}_i$ homotop sein kann zu einem Punkt $\widehat{P}$ auf $\widehat{R}$. Betrachtet man nämlich eine den Spurpunkt P von $\widehat{P}$ in einer Umgebung desselben umschließende Jordankurve γ, so würde man auf $\gamma_i \sim \gamma$ und damit auf den Widerspruch kommen.

Zerfällt die Überlagerung von γ_i in zwei Jordankurven $\hat{\gamma}_i'$ und $\hat{\gamma}_i''$, die homotop sind auf $\widehat{R}$, so beranden sie ein Ringgebiet $\widehat{G}$, dessen Randkurven bei der Decktransformation vertauscht werden. Dieses enthält daher zwei Windungspunkte. Seine Spur G ist ein von γ_i berandetes einfach zusammenhängendes Gebiet auf R, in dem zwei ausgezeichnete Punkte liegen.

Ordnen wir nun jeder zweiblättrigen Überlagerungskurve $\hat{\gamma}_i$ den Wert $\frac{1}{2}m_i$ zu und, wenn sie zerfällt, jedem ihrer einblättrigen Zweige $\hat{\gamma}_i'$ und $\hat{\gamma}_i''$ den Wert m_i bzw. einem davon den Wert $2m_i$ unter Weglassung des andern, wenn die beiden homotop sind. Dann konstruieren wir auf $\widehat{R}$ das zum gegebenen Kurvensystem und Modulverhältnis gehörige reguläre quadratische Differential $\hat{\varphi}$. Dieses muß bei einer Blättervertauschung wegen des Eindeutigkeitssatzes in sich übergehen, da dasselbe (bis auf Homotopie im Falle $\hat{\gamma}_i' \sim \hat{\gamma}_i''$) für das Kurvensystem und das Modulverhältnis gilt, und ist daher ein bis auf höchstens Pole erster Ordnung in den Punkten P_l holomorphes quadratisches Differential φ auf R mit geschlossenen Trajektorien. Daraus ergibt sich nun, daß jedes charakteristische Ringgebiet von $\hat{\varphi}$ bei der Blättervertauschung in sich selber bzw. ein ebensolches übergeht, und daß die Spuren derselben Ringgebiete auf R sind mit dem gegebenen Modulverhältnis, die von regulären Trajektorien α_i von φ überstrichen werden; ferner ist offenbar $\gamma_i \sim \alpha_i$ auf $R-\{P_l\}$. Damit ist aber die Existenz des gesuchten quadratischen Differentials gezeigt.

Ist die Anzahl der ausgezeichneten Punkte P_l ungerade, so kann man im Falle $g \geq 1$ zunächst zu einer unverzweigten zweiblättrigen Überlagerungsfläche, im Falle $g = 0$ zu einer verzweigten zweiblättrigen Überlagerungsfläche mit Verzweigungen über zwei ausgezeichneten Punkten übergehen und die verbleibenden Punkte auf die Überlagerungsfläche hinaufdrücken. Durch diesen ersten Schritt ist der Fall auf den vorhergehenden zurückgeführt.

Ist schließlich eine berandete Riemannsche Fläche mit ausgezeichneten Innen- und Randpunkten gegeben, so betrachten wir die Verdoppelung. Aus Symmetriegründen ist das konstruierte φ reell auf dem Rand von R.

§ 4. Entsprechung quadratischer Differentiale
zweier Riemannscher Flächen R und R'

13. Wir betrachten nun zwei kompakte Riemannsche Flächen R und R', vom Geschlechte $g \geqq 1$ und eine topologische Abbildung $h\colon R \to R'$, die nur bis auf eine Homotopie bestimmt sein muß. Dieser Homöomorphismus h legt (bis auf positive Zahlfaktoren) eine Abbildung H der Menge der holomorphen quadratischen Differentiale φ mit geschlossenen Trajektorien auf R auf die entsprechende Menge auf R' fest, deren Elemente wir mit ψ bezeichnen wollen, nach der folgenden Vorschrift:

Sei φ ein holomorphes quadratisches Differential mit geschlossenen Trajektorien auf R, und R_i $i = 1, \ldots, n \geqq 1$ das System seiner charakteristischen Ringgebiete. Aus jedem R_i wählen wir eine geschlossene Trajektorie α_i, und bezeichnen mit $\gamma_i = h(\alpha_i)$ das h-Bild von α_i. Ferner sei M_i der Modul von R_i. Wir bestimmen nun auf R' das zu den Jordankurven γ_i gehörige holomorphe quadratische Differential ψ mit geschlossenen Trajektorien und dem Modulverhältnis $M_1' : M_2' : \cdots : M_n' = M_1 : M_2 : \cdots : M_n$. Diese Abbildung H ist, wenn wir von einem beliebigen positiven Faktor bei φ und einem davon unabhängigen bei ψ absehen, bijektiv. Ferner ist die entsprechende Abbildung H' von R' nach R, definiert durch h^{-1}, die Inverse von H.

Ist nämlich φ auf R gegeben, so sind seine charakteristischen Ringgebiete R_i, deren Moduln M_i und vermittels h die γ_i bis auf Homotopie gegeben, und somit ist nach unserem früheren Satz ψ bis auf einen positiven Faktor eindeutig bestimmt. Ist ferner $\lambda > 0$, so hat $\lambda\varphi$ dieselben Trajektorien, also dieselben charakteristischen Ringgebiete wie φ, und daher ist das zugeordnete ψ dasselbe. Entspricht zwei quadratischen Differentialen φ und $\tilde\varphi$ auf R dasselbe ψ auf R', so sind die Trajektorien α_i der charakteristischen Ringgebiete R_i von φ homotop zu denjenigen von $\tilde\varphi$, und die Moduln verhalten sich gleich, $M_1 : \cdots : M_n = \tilde M_1 : \cdots : \tilde M_n = M_1' : \cdots : M_n'$. Daher ist $\varphi = \varphi$ bis auf einen konstanten positiven Faktor. Die Abbildung ist also bis auf diesen Faktor eineindeutig. Ist ferner ψ ein gegebenes quadratisches Differential auf R', so übertragen wir seine Trajektorien α_i' mittels h^{-1} auf R und konstruieren das zu diesen gehörige φ mit dem Modulverhältnis $M_1 : \cdots : M_n = M_1' : \cdots : M_n'$. Diesem φ wird mittels H das ψ zugeordnet. Damit sind die Behauptungen über H bewiesen. Offensichtlich ist ferner $H' = H^{-1}$.

14. Den reziproken Wert des Quotienten $C = C(\varphi) = M_i'/M_i$ nennen wir die Dilatation des quadratischen Differentials φ bezüglich des Homöomorphismus h. Ist ψ das φ entsprechende quadratische Differential auf R', so gilt $C'(\psi) = M_i/M_i' = 1/C(\varphi)$. Die Dilatationen von φ und ψ sind daher reziprok.

Ist K die maximale Dilatation einer zu h homotopen extremalen quasikonformen Abbildung $f: R \to R'$, so gilt

$$\frac{1}{K} \leq C(\varphi) \leq K$$

für jedes φ. Sind nämlich die $\widetilde{R}_i$ die f-Bilder der R_i, mit den Moduln $\widetilde{M}_i$, so ist für jedes i $\frac{1}{K} M_i \leq \widetilde{M}_i \leq K M_i$, und daher auf Grund der Extremaleigenschaft

$$\frac{1}{K} \leq \operatorname*{Min}_i \left\{ \frac{\widetilde{M}_i}{M_i} \right\} = \operatorname*{Min}_i \left\{ \frac{\widetilde{M}_i}{M'_i} \cdot \frac{M'_i}{M_i} \right\} = C(\varphi) \operatorname*{Min}_i \left\{ \frac{\widetilde{M}_i}{M'_i} \right\} \leq C(\varphi).$$

Die inverse Abbildung f^{-1} ist auch K-quasikonform und homotop zu h^{-1}. Daher ist gleicherweise $C^{-1}(\varphi) = C'(\varphi) \geq K^{-1}$, und somit gilt die behauptete Doppelungleichung.

Wann gilt Gleichheit? Sei $C(\varphi) = K^{-1}$. Dann folgt $\operatorname{Min}\{\widetilde{M}_i/M'_i\} = 1$, und daraus $\widetilde{R}_i = R'_i$, $i = 1, \ldots, n$. Da also $\widetilde{M}_i = M'_i = K^{-1} M_i$ und f K-quasikonform ist, ist f die extremale quasikonforme Abbildung von R_i auf R'_i mit der maximalen Streckung längs den konformen Kreisen von R_i für jedes i, d.s. die Trajektorien von φ. Ist auch $C(\varphi_1) = K^{-1}$, $\varphi_1 \to \psi_1$, so gilt dasselbe für φ_1. Die Differentiale φ und φ_1 haben also dieselben Trajektorien und stimmen somit bis auf einen positiven Zahlfaktor überein: Es gibt höchstens ein extremales Differential φ.

Gibt es ein extremales φ und ist f_1 eine weitere extremale quasikonforme Abbildung in der Homotopieklasse von f, so ist auch f_1 für jedes i die bis auf eine Rotation eindeutig bestimmte extremale quasikonforme Abbildung von R_i auf R'_i. f und f_1 unterscheiden sich demnach nur um eine konforme Selbstabbildung von R', die homotop ist zur Identität.

Ist $C(\varphi) = K$, so ist $C'(\psi) = C^{-1}(\varphi) = K^{-1}$ und die obige Schlußweise gilt für ψ und f^{-1}. φ ist also auch dann eindeutig bestimmt, und wenn es ein φ gibt, ist f bis auf eine zur Identität homotope konforme Selbstabbildung von R' eindeutig bestimmt.

Setzen wir den Satz von Teichmüller voraus und nehmen wir zudem an, daß die zur extremalen quasikonformen Abbildung $f: R \to R'$ in der Homotopieklasse von h gehörigen quadratischen Differentiale geschlossene Trajektorien haben. f hat dann (bei geeigneter Normierung von φ und ψ und Wahl der additiven Konstanten) die Darstellung $f = \Psi^{-1} \circ F \circ \Phi$, wo $\Phi(z) = \int \sqrt{\varphi(z)}\, dz$, $\Psi(w) = \int \sqrt{\psi(w)}\, dw$ und F eine horizontale Streckung um den Faktor K ist. Es gilt ersichtlich $C(\varphi) = K^{-1}$. Normieren wir $\varphi = \sum a_i b_i = 1$, so folgt $\psi = \sum a'_i b'_i = \sum K a_i b_i = K = C^{-1}$. Wir verfügen daher von jetzt an über die positiven Zahlfaktoren, so daß $\|\varphi\| = 1$, $\|\psi\| = C^{-1}(\varphi)$ für jedes φ, und werden danach trachten, φ so zu wählen, daß $\|\psi\|$ möglichst groß, also $C(\varphi)$ möglichst klein wird.

15. Seien R und R' kompakte Flächen mit einem festen Homöomorphismus $h\colon R \to R'$, und $\{\gamma_i\}$, $i = 1, \ldots, n$ ein zulässiges System von Jordankurven auf R. Wir sagen, das holomorphe quadratische Differential φ mit geschlossenen Trajektorien gehöre zum System $\{\gamma_i\}$, wenn jede reguläre Trajektorie von φ zu einem γ_i homotop ist (aber es braucht nicht zu jedem γ_i eine homotope Trajektorie zu geben). Mit Γ bezeichnen wir die Menge aller zum System $\{\gamma_i\}$ gehörigen holomorphen quadratischen Differentiale φ, $\|\varphi\| = 1$. In Γ gibt es ein φ_0 mit maximaler Dilatation, d.h. minimalem C: $C(\varphi_0) \leqq C(\varphi)$ für alle $\varphi \in \Gamma$.

Beweis. Wir zeigen, daß jede Folge φ_n aus Γ eine Teilfolge hat, die gegen ein Element von Γ konvergiert (und daß Γ somit als Teilmenge eines normierten endlichdimensionalen Vektorraumes kompakt ist).

Aus der Endlichkeit der Norm eines beliebigen holomorphen quadratischen Differentials φ folgt mittels des Cauchyschen Integralsatzes die lokale Beschränktheit von $\varphi(z)$ bei fest gewähltem Parameter. Sei nämlich z, $|z| < 1$, ein lokaler Parameter von R. Dann gilt für $|z| = r < |\zeta| = \varrho < 1$

$$|\varphi(z)| \leqq \frac{1}{2\pi} \int\limits_{|\zeta|=\varrho} \frac{|\varphi(\zeta)|}{|\zeta - z|}\, |d\zeta| \leqq \frac{1}{2\pi(\varrho - r)} \int |\varphi(\zeta)|\, \varrho\, d\vartheta, \quad \zeta = \varrho\, e^{i\vartheta}.$$

Daraus folgt durch Integration über ϱ von r bis 1:

$$|\varphi(z)| \int\limits_r^1 (\varrho - r)\, d\varrho = |\varphi(z)|\, \frac{(1 - r)^2}{2} \leqq \frac{1}{2\pi} \int\limits_0^{2\pi}\int\limits_r^1 |\varphi(\zeta)|\, \varrho\, d\varrho\, d\vartheta \leqq \frac{1}{2\pi} \|\varphi\|$$

und somit

$$|\varphi(z)| \leqq \frac{\|\varphi\|}{\pi(1 - |z|)^2}\,.$$

Für $|z| \leqq \frac{1}{2}$ folgt daraus $|\varphi(z)| \leqq \frac{4}{\pi} \|\varphi\|$.

Sei nun $\{\varphi_n\}$ eine beliebige Folge aus Γ. Wir wählen ein endliches System von Parameterumgebungen aus, mit festen Parameterabbildungen auf den Einheitskreis $|z| < 1$, so daß durch die Urbilder U_ν des Kreises $|z| < \frac{1}{2}$ schon ganz R überdeckt wird. Dann gilt für alle n $|\varphi_n(z)| \leqq 4/\pi$. Es gibt daher eine Teilfolge, die wir wieder mit $\{\varphi_n\}$ bezeichnen, die gleichmäßig auf R gegen ein reguläres quadratisches Differential φ mit der Norm $\|\varphi\| = 1$ konvergiert.

Wir wollen ferner zeigen, daß φ geschlossene Trajektorien hat, die zu den gegebenen Jordankurven γ_i homotop sind, d.h. $\varphi \in \Gamma$. Zuerst beweisen wir die Beschränktheit der Längen der Trajektorien aller φ_n (in der zugehörigen Metrik $|\varphi_n(z)|^{\frac{1}{2}} |dz|$). Wir dürfen die gegebenen, die Homotopieklassen definierenden Kurven γ_i als rektifizierbar (z.B. stückweise stetig differenzierbar) voraussetzen. Wir zerlegen jede von ihnen in endlich viele Stücke, so daß jedes dieser Stücke in einem U_ν liegt. Dann gibt es ein M_1, so daß $\int\limits_{\gamma_i} |dz| \leq M_1$, wobei das Integral über jedes Teilstück in dem betreffenden Parameter zu nehmen ist. Aus $|\varphi_n(z)| \leq 4/\pi$ folgt somit $\int\limits_{\gamma_i} |\varphi_n(z)|^{\frac{1}{2}} |dz| \leq \dfrac{2}{\sqrt{\pi}} M_1 = M$. Ist nun α_{in} eine Trajektorie von φ_n, die homotop ist zu γ_i, so erhalten wir

$$|\alpha_{in}| = \int\limits_{\alpha_{in}} |\varphi_n(z)|^{\frac{1}{2}} |dz| \leq \int\limits_{\gamma_i} |\varphi_n(z)|^{\frac{1}{2}} |dz| \leq M \quad \text{für jedes } i, n.$$

Sei nun α eine reguläre Trajektorie von φ: Sie ist somit nach beiden Seiten unbeschränkt fortsetzbar. Wir nehmen an, sie sei nicht geschlossen. Wir wählen einen Punkt Q_1 auf ihr, geben ihr eine Orientierung und tragen nun auf ihr in positiver Richtung ein Intervall δ der Länge $2M$ ab. Auf der orthogonalen Trajektorie β_1 durch Q_1 können wir ein so kurzes Intervall η mit dem Mittelpunkt Q_1 abgrenzen, daß der entsprechende abgeschlossene Trajektorienstreifen S mit der Mittellinie α und der Länge $2M$ auf R schlicht ist. Betrachten wir nun die Trajektorie von φ_n, die durch Q_1 geht, mit der entsprechenden Orientierung. Für hinreichend großes n wird sie im Streifen S verlaufen, d.h. ihr erster Schnittpunkt mit dem Rande von S nach Q_1 wird auf dem orthogonalen Trajektorienintervall β_2 durch den Endpunkt Q_2 von δ liegen. Ferner wird ihre Länge in der φ_n-Metrik für hinreichend großes n größer als M sein, da dies für ihre Länge in der φ-Metrik gilt. Dann muß sie aber geschlossen sein, und dies widerspricht der Schlichtheit von S. Somit ist α geschlossen.

Betrachten wir nun das zu α gehörige charakteristische Ringgebiet R_0 von φ. Dann zeigt eine analoge Überlegung, daß für hinreichend großes n die durch Q_1 gehende Trajektorie von φ_n in R_0 liegt. Sie ist somit homotop zu α, und somit ist α homotop zu einer der Jordankurven γ_i.

Wir zeigen zuletzt, daß die Moduln M_{in} der charakteristischen Ringgebiete der φ_n gegen diejenigen von φ gehen. Sei R_j ein nicht degeneriertes charakteristisches Ringgebiet von φ. Der Index j nimmt gewisse Werte i an; der Index k nehme die übrigen Werte an. Ihm entsprechen die degenerierten Ringgebiete von φ mit dem Modul $M_k = 0$. Wir wählen in R_j einen Punkt Q. Seien α_j und β_j die Trajektorie bzw. orthogonale Trajektorie von φ durch den Punkt Q. Für hinreichend großes n wird durch Q eine geschlossene Trajektorie α_{jn} von φ_n gehen, die in einem beliebig schmalen Streifen um α_j verläuft. Für die Längen in der φ- bzw. φ_n-Metrik (die letzteren sind durch einen Index n gekennzeichnet) gilt dann

$$|\alpha_{jn}|_n \leq |\alpha_j|_n \leq |\alpha_j| + \varepsilon$$
$$|\alpha_j| \leq |\alpha_{jn}| \leq |\alpha_{jn}|_n + \varepsilon$$

mit $\varepsilon \to 0$ für $n \to \infty$. Setzen wir die früher $a_{jn} = |\alpha_{jn}|_n$, $a_j = |\alpha_j|$, so folgt $\lim_{n\to\infty} a_{jn} = a_j$. Eine analoge Überlegung für die orthogonale Trajektorie ergibt jedenfalls $\varlimsup_{n\to\infty} b_{nj} \geqq b_j$. Außerdem gibt es offenbar eine Zahl $d > 0$, so daß für alle i und n $a_{in} \geqq d$ ist. Daraus folgt nun

$$1 = \lim_{n\to\infty} \sum_i a_{in} b_{in} \geqq \varlimsup_{n\to\infty} \sum_j a_{jn} b_{jn} \geqq \varliminf_{n\to\infty} \sum_j a_{jn} b_{jn} \geqq \sum_j a_j b_j = 1 ,$$

und daher existiert der $\lim_{n\to\infty} \sum_j a_{jn} b_{jn} = \sum_j a_j b_j = 1$. Daraus folgt weiter

$$1 \geqq \varlimsup_{n\to\infty} a_{jn} b_{jn} + \varlimsup_{n\to\infty} \sum_j{}' a_{jn} b_{jn}$$
$$\geqq \varliminf_{n\to\infty} a_{jn} b_{jn} + \varliminf_{n\to\infty} \sum_j{}' a_{jn} b_{jn} \geqq \sum_j a_j b_j ,$$

wobei $\sum'$ die Summe über die von j verschiedenen Indizes bedeutet. Somit existiert $\lim_{n\to\infty} a_{jn} b_{jn}$ für jedes j und es ist $\lim_{n\to\infty} b_{jn} = b_j$.

Aus $1 = \sum_i a_{in} b_{in} = \sum_j a_{jn} b_{jn} + \sum_k a_{kn} b_{kn}$ folgt ferner $\lim_{n\to\infty} \sum a_{kn} b_{kn} = 0$ und daraus $\lim_{n\to\infty} b_{kn} = 0$ für jedes k. Schließlich erhalten wir

$$\lim_{n\to\infty} M_{jn} = M_j, \qquad \lim_{n\to\infty} M_{kn} = M_k = 0.$$

Die obigen Aussagen gelten für jede Folge $\{\varphi_n\}$ aus Γ. Sei nun speziell $\{\varphi_n\}$ eine Minimalfolge: $C(\varphi_n) \to C_0 = \inf_{\varphi \in \Gamma} C(\varphi)$, die gegen φ_0 konvergiere. Wir normieren die ψ_n in gleicher Weise durch $\|\psi_n\| = 1$. Nun können wir eine Teilfolge auswählen, für welche $\psi_n \to \psi_0$ geht; dann gilt $M'_{in} \to M'_i$ für jedes i. Aus $C(\varphi_n) = M'_{in}/M_{in}$ (wobei immer nur die Indizes i vorkommen, für die der Quotient definiert ist) folgt $M'_i/M_i = C_0$ und daher auch $\varphi_0 \overset{H}{\longrightarrow} \psi_0$, da offenbar dieselben Moduln nicht verschwinden.

16. Die Verallgemeinerung der obigen Ausführungen auf Flächen mit ausgezeichneten Punkten bzw. berandete Flächen mit ausgezeichneten Innen- und Randpunkten, wobei natürlich der Homöomorphismus h die ausgezeichneten Punkte der einen Fläche in diejenigen der andern überführen soll, ergibt sich unmittelbar und wird hier nicht weiter erörtert.

§ 5. Extremale quasikonforme Abbildungen des n-Ecks

17. R und R' bedeuten von jetzt an zwei topologisch äquivalente n-Ecke (Einheitskreise mit n ausgezeichneten Randpunkten P_l, $l = 1, \ldots, n$, $n \geqq 4$), d.h. also solche mit gleicher Eckenzahl. Eine Homotopieklasse von orientierungserhaltenden Homoömorphismen $h: R \to R'$ legt nur die Eckpunktezuordnung im gegebenen Drehsinn fest. Eine

solche Zuordnung sei ein für allemal gegeben. Die quadratischen Differentiale φ von R sind holomorph im Innern, haben höchstens Pole erster Ordnung in den Ecken und für tangentielle dz in den Zwischenintervallen ist $\varphi(z)\,dz^2$ reell. Die regulären Trajektorien sind in der Verdoppelung geschlossen.

Wir betrachten ein zulässiges System von Querschnitten γ_i von R, das sind getrennte abgeschlossene Jordanbogen, deren Endpunkte auf dem Rand von R aber nicht in einer Ecke liegen und deren Fortsetzungen durch Spiegelung in der in den P_l punktierten Ebene nicht homotop und nicht homotop zu einem Punkt (auch nicht zu einem Eckpunkt P_i) sind. Die Klasse Γ der zum System $\{\gamma_i\}$ gehörigen quadratischen Differentiale von R ist wiederum dadurch definiert, daß deren reguläre Trajektorien (regulär nach Fortsetzung durch Spiegelung) homotop sind auf $R - \{P_l\}$ zu den γ_i; es braucht aber nicht zu allen γ_i solche Trajektorien zu geben.

In jeder Klasse Γ bestimmen wir ein φ mit minimalem $C(\varphi)$. Es gibt nur endlich viele wesentlich verschiedene Systeme $\{\gamma_i\}$ bei gegebenem R, und damit nur endlich viele Klassen Γ, da zwei beliebige voneinander verschiedene Querschnitte γ_i und γ_k am Rande durch mindestens einen Eckpunkt getrennt sein müssen.

18. Nun sind zwei Fälle möglich: Entweder ist $C(\varphi) \geqq 1$ für jedes φ, oder es existiert ein φ mit $C(\varphi) < 1$. Im ersten Fall sind R und R' konform äquivalent. Zum Beweis normieren wir R' durch eine lineare Transformation so, daß die drei aufeinanderfolgenden Ecken P_1', P_2', P_3' auf P_1, P_2, P_3 fallen. Nun bilden wir die beiden Vierecke mit den Eckpunkten $P_1, \ldots, P_4$ und $P_1', \ldots, P_4'$ konform auf Rechtecke ab, wobei die Seitenpaare $P_1 P_2$ und $P_3 P_4$ bzw. $P_1' P_2'$ und $P_3' P_4'$ in die vertikalen Rechtecksseiten übergehen. Sind Φ und Ψ diese Abbildungen, so sind $\varphi = \Phi'^2$ und $\psi = \Psi'^2$ einander entsprechende quadratische Differentiale auf R bzw. R' mit je einem charakteristischen Streifen, deren Trajektorien die obigen Seitenpaare verbinden. φ und ψ entsprechen sich somit, und aus der Modulungleichung $M'/M = C(\varphi) \geqq 1$ folgt $M' \geqq M$. Es muß daher $\arg P_4' \geqq \arg P_4$ sein. Dann betrachten wir $P_1 P_2 P_4 P_5$. Es folgt $\arg P_5' \geqq \arg P_5$ u.s.f. Schließlich muß $\arg P_n' \geqq \arg P_n$ sein. Gleichheit ist dabei nur möglich, wenn $\arg P_i' = \arg P_i$ für alle $i = 1, \ldots, n$ ist. Schließlich betrachten wir das Viereck $P_n P_1 P_2 P_3$. Aus der Modulungleichung folgt diesmal $\arg P_n' \leqq \arg P_n$. Somit ist $\arg P_n' = \arg P_n$, und die beiden n-Ecke R und R' sind identisch.

19. Es gebe also mindestens ein φ mit $C(\varphi) < 1$. Wir bestimmen nun in allen Klassen Γ von quadratischen Differentialen φ auf R, d.h. für jedes zulässige System von Querschnitten $\{\gamma_i\}$, je ein φ mit kleinstem $C(\varphi)$, und ebenso in jeder Klasse Γ' von quadratischen Differen-

tialen ψ auf R' (bezüglich derselben Eckenzuordnung auf R und R') eines mit kleinstem $C'(\psi)$. Von den endlich vielen so erhaltenen quadratischen Differentialen auf R und R' wählen wir eines mit absolut größter Dilatation, und wir wollen annehmen, es sei das quadratische Differential φ auf R mit der Dilatation C^{-1}, $C = C(\varphi)$. Die Normierung sei wieder so getroffen, daß $\|\varphi\| = \sum_i a_i b_i = 1$ und $\|\psi\| = \sum_i a_i' b_i' = C^{-1}$ ist. Nun lautet die Vermutung: Es gilt $a_i' = C^{-1} a_i$, $b_i' = b_i$ ★.

Auf Grund dieser Eigenschaft des extremalen Differentials φ läßt sich zeigen, daß dem quadratischen Differential $-\varphi$ das Differential $-\psi$ entspricht: $-\varphi \xrightarrow{H} -\psi$, oder was auf dasselbe herauskommt, $-\psi \xrightarrow{H'} -\varphi$. Wir bezeichnen mit R_i und R_i' die Streifen von φ bzw. ψ, d.s. die charakteristischen Streifen, unterteilt längs den eventuell durch Eckpunkte gehenden regulären Trajektorien, ferner mit S_j' die Streifen von $-\psi$ (d.s. die Streifen der orthogonalen Trajektorien von ψ). Ihre Moduln seien N_j'. Dem quadratischen Differential $-\psi$ auf R' entspreche $\tilde{\varphi}$ auf R. Für die Moduln $\tilde{N}_j$ der Streifen $\tilde{S}_j$ von $\tilde{\varphi}$ gilt dann $\tilde{N}_j/N_j' = \tilde{C} \geqq C$.

Wir betrachten nun eine reguläre Trajektorie β_j' von $-\psi$; sie liege im Streifen S_j', und ihre Länge, gemessen in der ψ-Metrik, sei d_j. Wir wollen zeigen, daß die Länge jedes Querschnittes γ_j von R, der zum Querschnitt $h^{-1}(\beta_j') = \beta_j$ auf R homotop ist, gemessen in der φ-Metrik mindestens d_j beträgt. Das folgt daraus, daß ein solcher Querschnitt diejenigen Streifen von φ durchschreiten muß, die den von β_j' durchquerten Streifen von ψ entsprechen. Sei α_j' eine Trajektorie von ψ, die mit β_j' einen Punkt gemeinsam hat. Dann hat β_j' mit α_i' keinen weiteren Punkt gemeinsam, da sonst diese beiden Punkte durch zwei kürzeste Linien, ein Stück einer Trajektorie und ein solches einer orthogonalen Trajektorie, verbunden wären, was unmöglich ist. Aus demselben Grunde muß zwischen je einem Endpunkt von β_j' und α_i' mindestens eine Ecke P_i' liegen: Man hätte sonst nach der Spiegelung am Einheitskreis den obigen Widerspruch. Ist nun α_i diejenige Trajektorie von φ in R_i, die der Trajektorie α_i' von ψ in R_i' entspricht, so folgt aus der topologischen Äquivalenz, daß α_i von β_j und damit auch von γ_j geschnitten wird. Das gilt für jede Trajektorie α_i von φ, und γ_j durchschreitet somit den Streifen R_i von φ, wenn β_j' den entsprechenden Streifen R_i' von ψ durchschreitet, für jedes i. Daraus folgt aber auf Grund der Normierung für die Länge von γ_j, gemessen in der φ-Metrik, $|\gamma_j| \geqq d_j$.

★ Bemerkung bei der Korrektur: Diese Aussage folgt i. d. T. leicht aus der Ungleichung $\sum a_i^2 \tilde{M}_i \leqq \sum a_i b_i = \sum a_i^2 M_i$ p. 110 und den Stetigkeitsbetrachtungen p. 122. Für festes Γ hat die von den Modulvektoren $\overrightarrow{M} = (M_1, \ldots, M_n)$ beschriebene Fläche eine stetige Normale $\overrightarrow{a} = (a_1^2, \ldots, a_n^2)$.

Gleichheit kann nur gelten, wenn γ_j eine orthogonale Trajektorie von φ ist, weil dann nämlich die Länge jedes einen Streifen R_i durchlaufenden Teilstückes gleich b_i sein muß, und das ist nur für eine orthogonale Trajektorie der Fall.

Wir bilden nun die Streifen von $\tilde{\varphi}$ konform auf horizontale Rechtecke mit den Seiten d_j, e_j ab und erhalten wie früher aus

$$d_j \leqq \int |\varphi(\zeta)|^{\frac{1}{2}} d\xi$$

durch Integration und Anwendung der Schwarzschen Ungleichung

$$d_j e_j \leqq \iint |\varphi(\zeta)|^{\frac{1}{2}} d\xi\, d\eta,$$

$$(d_j e_j)^2 \leqq \left(\iint |\varphi(\zeta)|^{\frac{1}{2}} d\xi\, d\eta\right)^2 \leqq d_j e_j \iint |\varphi(\zeta)| d\xi\, d\eta,$$

und durch Summation

$$\sum d_j^2 \tilde{N}_j \leqq \|\varphi\| = 1.$$

Andererseits ist

$$\sum d_j^2 \tilde{N}_j = \sum d_j^2 \tilde{C} N_j' = \tilde{C} \|\psi\| = \frac{\tilde{C}}{C}.$$

Daraus folgt $\tilde{C} \leqq C$, und Gleichheit gilt nur, wenn $d_j \equiv \int |\varphi(\zeta)|^{\frac{1}{2}} d\xi$ ist, d.h. wenn jede Trajektorie von $\tilde{\varphi}$ eine orthogonale Trajektorie von φ ist. Daher muß $\tilde{\varphi} = -\lambda\varphi$ sein mit $\lambda > 0$. Dann sind aber auch die Streifen von $\tilde{\varphi}$ und von $-\psi$ dieselben.

20. Es folgt, daß die extremalen quasikonformen Abbildungen der Streifen von φ auf diejenigen von ψ stetig zusammenhängen und Restriktionen der gesuchten quasikonformen Abbildung $f: R \to R'$ darstellen. Dabei verwenden wir, daß $\varphi \xrightarrow{H} \psi$, $-\varphi \xrightarrow{H} -\psi$ und für die Streifen R_i von φ und R_i' von ψ gilt $a_i' = C^{-1} a_i$, $b_i' = b_i$.

Die extremalen quasikonformen Abbildungen der R_i auf die R_i', welche die Orientierung auf den Trajektorien erhalten, bezeichnen wir mit f_i; die entsprechenden Abbildungen der orthogonalen Streifen S_j auf die S_j' mit g_j. Die Abbildung f_i führt also die Trajektorien von φ in R_i in diejenigen von ψ in R_i' über, wobei die Längen (bezüglich der φ- bzw. ψ-Metrik) mit C^{-1} multipliziert werden. Die orthogonalen Trajektorien hingegen werden durch f_i längentreu abgebildet. Ist β_1 eine orthogonale Trajektorie von φ in S_j, die gewisse Streifen R_i durchschreitet, so traversiert die entsprechende orthogonale Trajektorie β_j' von ψ in S_j' genau die entsprechenden Streifen R_i'. Es gilt somit für deren Länge $d_j = d_j'$. Nun ist aber $N_j' = C_1 N_j$, und somit $e_j' = C_1 e_j$. Aus $1 = \sum d_j e_j = \sum d_j' C_1^{-1} e_j' = C_1^{-1} \|\psi\| = (C C_1)^{-1}$ folgt ferner $C_1 = C^{-1}$. Die g_j bilden daher die orthogonalen Trajektorien in den S_j längentreu auf diejenigen in den S_j' ab, währenddem sie die Trajektorien um den

Faktor C^{-1} strecken. Ist nun der Durchschnitt $R_i \cap S_j$ nicht leer, so ist es auch $R_i' \cap S_j'$ nicht, und durch g_j werden die Intervalle auf den orthogonalen Trajektorien von S_j, die in R_i liegen, offenbar auf genau diejenigen von S_j', die in R_i' liegen, abgebildet, und das entsprechende gilt für die Trajektorien. Daraus ergibt sich, daß in $R_i \cap S_j$ die Abbildungen f_i und g_j übereinstimmen. Daraus folgt weiter, daß die f_i stetig zusammenhängen. Zu diesem Zwecke betrachten wir alle kritischen Trajektorien und kritischen orthogonalen Trajektorien von φ und diejenigen regulären, die durch die Ecken gehen. Die Anzahl der gegenseitigen Schnittpunkte ist endlich, und ebenso ist es die Anzahl der kritischen Punkte von φ. Sei z ein Randpunkt von R_i im Innern des Einheitskreises, der nicht gleich einem der obigen Punkte ist. Dann ist z gemeinsamer Randpunkt von R_i mit einem R_k und liegt in einem S_j. Da die Abbildungen f_i und f_k in $R_i \cap S_j$ bzw. $R_k \cap S_j$ mit g_j übereinstimmen, ist $f_i = f_k$ auf dem R_i und R_k in S_j trennenden Trajektorienstück, also insbesondere im Punkte z. Bezeichnen wir die so erweiterte Abbildung mit f, so ist f quasikonform, und daher sind die vorher ausgenommenen Punkte hebbar.

21. Es bleibt noch die Abbildung der Ecken durch f zu kontrollieren. Sei z_0 ein Randpunkt zwischen P_1 und P_2, in dem $\varphi(z_0) \neq 0$ ist. Dann gilt dasselbe in einer Umgebung von z_0, und ein den Punkt z_0 enthaltendes Intervall auf $|z| = 1$ liegt entweder auf einer Trajektorie von φ oder auf einer orthogonalen Trajektorie, je nachdem $\varphi(z_0)\,dz^2 > 0$ oder < 0 ist für tangentielles dz. Wenn nicht durch z_0 selber eine reguläre, nicht ausgezeichnete (d.h. nicht durch eine Ecke gehende) orthogonale Trajektorie bzw. eine Trajektorie geht, so gilt dies jedenfalls für einen beliebig benachbarten Punkt z auf $|z| = 1$. Der Randpunkt z liegt daher auf einer ausgezeichneten Seite eines orthogonalen Streifens bzw. eines Streifens S von φ, und die entsprechende Seite des Bildstreifens S' liegt nach Konstruktion im Intervall $P_1' \ldots P_2'$. Somit ist $w_0 = f(z_0)$ in $P_1' \ldots P_2'$, und damit wird das ganze Randintervall $P_1 \ldots P_2$ in dieses abgebildet. Da das entsprechende für jede Seite des n-Ecks gilt, folgt $f(P_l) = P_l'$ für jedes l.

Die maximale Dilatation von f ist $K = C^{-1}$; f ist somit nach (14) extremal und einzige Extremale.

Literatur

[1] AHLFORS, L. V.: On quasiconformal mappings. J. d'Analyse Math. **4**, 1—58 (1954).

[2] BERS, L.: Quasiconformal mappings and Teichmüller's theorem. Analytic functions, p. 89—119. Princeton: University Press 1960.

[3] GAIER, D.: Untersuchungen zur Durchführung der konformen Abbildung mehrfach zusammenhängender Gebiete. Arch. Rat. Mech. Anal. **3**, 149—178 (1959).

[4] JENKINS, J. A.: Univalent functions and conformal mapping. Ergebnisse der Mathematik und ihrer Grenzgebiete, Neue Folge, H. 18 (1958).

[5] — On the existence of certain general extremal metrics. Ann. of Math. 66, 440—453 (1957).

[6] SCHIFFER, M.: On the modulus of doubly-connected domains. Quart. J. Math. Oxford Ser. 17, 197—213 (1946).

[7] —, and D. C. SPENCER: Functionals of finite Riemann surfaces. Princeton 1954.

[8] STREBEL, K.: Zur Frage der Eindeutigkeit extremaler quasikonformer Abbildungen des Einheitskreises II. Comment. Math. Helv. 39, fasc. 1, 77—89 (1966).

[9] TEICHMÜLLER, O.: Bestimmung der extremalen quasikonformen Abbildung bei geschlossenen orientierbaren Riemannschen Flächen. Abh. preuß. Akad. Wiss., math.-naturw. Kl. No. 4, 1—42 (1943).

[10] — Vollständige Lösung einer Extremalaufgabe der quasikonformen Abbildung. Abh. preuß. Akad. Wiss.. math.-naturw. Kl. (1941).

Zur Kennzeichnung linearer Differentialgleichungen mit konstanten Koeffizienten

H. Wittich

Unter den linearen Differentialgleichungen

$$L_n(w) = w^{(n)} + a_{n-1}(z)\,w^{(n-1)} + \cdots + a_1(z)\,w' + a_0(z)\,w = 0, \qquad a_0(z) \not\equiv 0, \tag{D}$$

mit ganzen Koeffizienten $a_j(z)$ nehmen diejenigen mit konstanten Koeffizienten wegen ihrer besonders einfachen Integration eine Sonderstellung ein. Es liegt nahe, nach solchen Eigenschaften der in $|z| < \infty$ holomorphen Lösungen $w(z)$ von (D) zu fragen, die eine Kennzeichnung der Differentialgleichungen mit konstanten Koeffizienten innerhalb der Klasse $\{L_n(w) = 0\}$ ermöglichen. Auf diese Aufgabe beziehen sich die folgenden Bemerkungen.

1. Es sei

$$\lambda(g) = \varlimsup_{r \to \infty} \frac{\log_2 M(r, g)}{\log r}$$

die Wachstumsordnung der ganzen Funktion $g(z)$ und $\lambda_1 = \sup_w \lambda(w)$, gebildet für alle Lösungen $w(z)$ der gegebenen Differentialgleichung $L_n(w) = 0$. λ_1 ist genau dann endlich*, wenn die ganzen Koeffizienten $a_j(z)$ in (D) Polynome sind. Ist $\lambda_1 < \infty$, dann besteht die Menge $\{\lambda(w)\}$ aus $m, m \leqq n$, verschiedenen, nichtnegativen rationalen Zahlen $0 \leqq \lambda_m < \lambda_{m-1} < \cdots < \lambda_2 < \lambda_1$. Für eine Lösung $w(z) \not\equiv 0$ gilt $\lambda(w) = 0$ genau dann, wenn $w(z)$ ein Polynom ist. Da (D) höchstens $n-1$ linear unabhängige Polynomlösungen hat, enthält die Menge $\{\lambda(w)\}$ mindestens eine positive rationale Zahl. Eine Aussage über die Ordnungen $\lambda_1, \ldots, \lambda_m$ liefert die Methode des Zentralindex**. Danach bestimmen sich allein aus den Gradzahlen $\alpha_{n-1}, \ldots, \alpha_0$ der Koeffizienten von (D) $k \leqq n$ nichtnegative rationale Zahlen $\lambda_1^* > \lambda_2^* > \cdots > \lambda_k^* \geqq 0$ mit der Eigenschaft $\lambda_1 = \lambda_1^*, \lambda_2 = \lambda_{e_2}^*, \ldots, \lambda_m = \lambda_{e_m}^*$. Die beiden Fälle $m = k$ und $m < k$ können eintreten, wie die Differentialgleichung $w'' + A\,z\,w' + B\,w = 0$, $A \cdot B \neq 0$, zeigt. Hier ist $\lambda_1^* = 2$ und $\lambda_2^* = 0$. Die Differentialgleichung hat genau dann eine Polynomlösung, wenn $-\dfrac{B}{A}$ eine natürliche Zahl ist. Da

---

* Man vgl. hierzu M. Frei [1] und H. Wittich [3].

** H. Wittich [1].

nur eine Polynomlösung möglich ist, muß in diesem Fall $\lambda_1 = 2$ und $\lambda_2 = 0$ gelten. Ist dagegen $-\dfrac{B}{A}$ keine natürliche Zahl, dann hat die Differentialgleichung zwei linear unabhängige Lösungen der Ordnung 2. Für $\lambda_1^* = \lambda_1$ liefert die Wimansche Theorie des Zentralindex wegen $a_0(z) \not\equiv 0$ die Abschätzung $\lambda_1^* \geq 1$, und $\lambda_1^* = 1$ ist nur für konstante Koeffizienten möglich. Hat umgekehrt die Differentialgleichung (D) konstante Koeffizienten $a_j(z)$, $a_0(z) \not\equiv 0$, dann ist $\lambda(w) = 1$. Danach gilt: Für jede Differentialgleichung (D) mit ganzen Koeffizienten $a_j(z)$, $a_0(z) \not\equiv 0$, ist die maximale Ordnung λ_1 mindestens gleich eins und gleich eins genau dann, wenn die Differentialgleichung konstante Koeffizienten hat. Das ist eine einfache Kennzeichnung der linearen homogenen Differentialgleichungen mit konstanten Koeffizienten.

Zwei Fundamentalsysteme $\omega = (w_1, \ldots, w_n)$ und $\omega^* = (w_1^*, \ldots, w_n^*)$ von (D) hängen durch $\omega^* = A\omega$ zusammen, wobei die Determinante der n-reihigen quadratischen Matrix A von Null verschieden ist. Für ein Fundamentalsystem ω wird die Summe

$$S(\omega) = \sum_{j=1}^{n} \lambda(w_j) \tag{1}$$

gebildet. $S(\omega)$ hat, wenn ω alle Fundamentalsysteme von $L_n(w) = 0$ durchläuft, ein Maximum $M(L_n) \leq n \cdot \lambda_1$ und ein Minimum $m(L_n)$. In jedem Fundamentalsystem ω kommt mindestens eine Lösung der Ordnung λ_1 vor. Gilt für ein solches $\lambda(w_1) = \lambda(w_2) = \cdots = \lambda(w_\nu) = \lambda_1$, dann liegt in

$$w_j^*(z) = w_j(z) \quad \text{für} \quad j = 1, \ldots, \nu \quad \text{und} \quad w_j^*(z) = w_1(z) + w_j(z)$$
$$\text{für} \quad j = \nu + 1, \ldots, n$$

ein Fundamentalsystem ω^* vor mit der Eigenschaft $S(\omega^*) = n\lambda_1$, also

$$M(L_n) = n\lambda_1.$$

Es sei $\omega^* = (w_1^*, \ldots, w_n^*)$ ein Fundamentalsystem mit μ_j^* Lösungen der Ordnung λ_j^*, $j = 1, \ldots, \varkappa$, $\lambda_1^* = \lambda_1 > \lambda_2^* > \cdots > \lambda_\varkappa^*$ und $\mu_1^* + \cdots + \mu_\varkappa^* = n$. Für $j = 1, 2, \ldots, \varkappa$ spannen die μ_j^* ganzen Funktionen der Ordnung λ_j^* aus diesem Fundamentalsystem einen Vektorraum V_j der Dimension μ_j^* auf. Diese $\varkappa$ Unterräume bilden eine direkte Zerlegung des von ω^* aufgespannten Vektorraumes V

$$V = V_1 \oplus V_2 \oplus \cdots \oplus V_\varkappa.$$

Für $w(z) \not\equiv 0$ aus V_j gilt $\lambda(w) \leq \lambda_j^*$. Existiert in einem Unterraum V_j ein Element $w(z) \not\equiv 0$ mit der Ordnung $\lambda(w) < \lambda_j^*$, dann ist $S(\omega^*) > m(L_n)$.

Zum Beweis werden Matrizen D der Form

$$D = \begin{pmatrix} \boxed{D_1} & & & \\ & \boxed{D_2} & & 0 \\ & & \ddots & \\ 0 & & & \boxed{D_\varkappa} \end{pmatrix} \tag{2}$$

betrachtet. Dabei sind die D_i μ_i^*-reihige quadratische Matrizen mit von Null verschiedener Determinante. Wählt man nun für D_i, $i \neq j$, Einheitsmatrizen und bestimmt D_j passend, wobei beachtet wird, daß für ein $w(z) \not\equiv 0$ aus V_j $\lambda(w) < \lambda_j^*$ gilt, dann erhält man in $\widetilde{\omega} = D\omega^*$ ein Fundamentalsystem, für das $S(\omega^*) > S(\widetilde{\omega}) \geqq m(L_n)$ gilt. Danach erzeugt ein Fundamentalsystem ω, das $S(\omega)$ zum Minimum $m(L_n)$ macht, eine Zerlegung

$$V = U_1 \oplus U_2 \oplus \cdots \oplus U_\nu,$$

wobei für $j = 1, 2, \ldots, \nu$ jedes Element $w(z) \not\equiv 0$ aus U_j die Ordnung λ_j hat, wenn U_j von μ_j Lösungen der Ordnung λ_j erzeugt wird. Dabei ist $\lambda_1 > \lambda_2 > \cdots > \lambda_\nu$ und $\mu_1 + \mu_2 + \cdots + \mu_\nu = n$. Das ist auch die einzige Zerlegung mit der Eigenschaft $\lambda(w) = \lambda_j$ für alle $w(z) \not\equiv 0$ aus V_j. Man bestätigt nämlich unmittelbar, daß für eine zweite derartige Zerlegung $V = V_1 \oplus \cdots \oplus V_\varkappa$, erzeugt durch ω^* mit $S(\omega^*) = m(L_n)$, $\lambda_j = \lambda_j^*$ und $\mu_j = \mu_j^*$, $j = 1, \ldots, \nu$, gelten muß, also

$$U_j = V_j, \quad j = 1, \ldots, \nu.$$

Danach ist jedes Fundamentalsystem ω^*, das $S(\omega)$ zum Minimum macht, von der Form

$$\omega^* = D\omega, \quad |D_j| \neq 0 \quad \text{für} \quad j = 1, \ldots, \nu, \tag{3}$$

wobei ω ein Fundamentalsystem mit der Eigenschaft $S(\omega) = m(L_n)$ ist.

Ist K_n die Klasse aller Differentialgleichungen (D) der Ordnung n mit ganzen Koeffizienten, dann gilt für

$$\Lambda(n) = \inf m(L_n), \quad L_n(w) = 0 \quad \text{aus } K_n,$$

wegen $m(L_n) > 1$ $\Lambda(n) \geqq 1$. Verschiedene Ergebnisse führen zur Vermutung:

$$\Lambda(n) = n.$$

Für zwei Unterklassen ist diese Vermutung richtig.

1) $K_n' \subset K_n$ ist die Menge aller Differentialgleichungen (D) ohne Polynomlösungen. Dann gilt* für jede Differentialgleichung $L_n(w) = 0$ dieser Klasse: $n \leqq m(L_n)$ und Gleichheit genau dann, wenn die Differentialgleichung konstante Koeffizienten hat.

---

* Dazu vgl. man H. Wittich [1].

2) $K_n'' \subset K_n$ ist die Menge aller Differentialgleichungen (D) der Ordnung n mit $n-1$ Polynomlösungen. Daß K_n'' nicht leer ist, kann man so einsehen. In

$$L_n(w) = w^{(n)} + L_{n-1}(w), \qquad L_{n-1}(w) = a_{n-1}(z)\, w^{(n-1)} + \cdots + a_0(z)\, w,$$

lassen sich die Koeffizienten $a_j(z)$ so wählen, daß $L_{n-1}(w) = 0$ und damit auch $L_n(w) = 0$ die Lösungen $z, z^2, \ldots, z^{n-1}$ hat. Mit $a_0(z) \equiv 1$ ergibt sich eine Differentialgleichung, für die $\lambda_1 = n$ ist. Für jede Gleichung aus K_n'' ist weiter $m(L_n) = \lambda_1 \geqq n + \alpha_0$, wenn α_0 der Grad von $a_0(z)$ ist. Es gilt also[*]

$$\Lambda(n) = n.$$

2. Auf eine weitere Kennzeichnung der linearen Differentialgleichungen mit konstanten Koeffizienten hat P. TURÁN 1964 in Form einer Vermutung hingewiesen.

Es sei wieder $L_n(w) = 0$ eine Differentialgleichung (D) mit Polynomkoeffizienten. Bei festem $R > 0$ bezeichne $\nu\!\left(\zeta, \dfrac{1}{w-c}\right)$ die Zahl der c-Stellen der Lösung $w(z)$ von $L_n(w) = 0$ auf der Kreisscheibe $|z - \zeta| \leqq R$. Dann lautet die Vermutung:

Es existiere ein $R > 0$ mit der Eigenschaft, daß für jede Lösung $w(z)$ von $L_n(w) = 0$ und für alle c

$$\sup_{\zeta} \nu\!\left(\zeta, \frac{1}{w-c}\right) < \infty \tag{4}$$

gilt. Dann hat die Differentialgleichung $L_n(w) = 0$ konstante Koeffizienten.

Die Annahmen in dieser Vermutung, die durch Ergebnisse[**] von P. TURÁN über die Nullstellen von Exponentialsummen nahegelegt werden, können gelockert werden. Man darf in $L_n(w) = 0$ ganze Koeffizienten zulassen und braucht für jede Lösung $w(z)$ nur die Existenz einer endlichen komplexen Zahl $c = c(w) \neq 0$ zu fordern, für die (4) gilt.

Ist nämlich $L_n(w) = 0$ eine Differentialgleichung mit ganzen Koeffizienten $a_j(z)$, $w_1(z), \ldots, w_n(z)$ ein Fundamentalsystem und $T(r) = \max\limits_{j=1}^{n} T(r, w_j)$, dann gilt[***] außerhalb einer r-Menge Δ von endlichem logarithmischem Maß

$$m\big(r, a_j(z)\big) = O\big(\log T(r)\big).$$

---

[*] Es möge noch bemerkt werden, daß die Vermutung für die Klasse K_3 ebenfalls richtig ist. Da jede Differentialgleichung der Klasse K_2 zu K_2' oder zu K_2'' gehört, gilt auch $\Lambda(2) = 2$.

[**] P. TURÁN [1] und S. DANCS-P. TURÁN: On the distribution of values of a class of entire functions. Publ. Math. Debrecen **11**, 257–272 (1964).

[***] H. WITTICH [3].

Damit folgt aus

$$\frac{1}{w-c} = -\frac{1}{c \cdot a_0(z)}\left(\frac{w^{(n)}}{w-c} + a_{n-1}(z)\frac{w^{(n-1)}}{w-c} + \cdots + a_1(z)\frac{w'}{w-c} + a_0(z)\right)$$

für jede Lösung $w(z)$ und beliebiges $c \neq 0$

$$m\left(r, \frac{1}{w-c}\right) = O\left(\log T(r)\right).$$

Da zu $w_j(z)$ ein $c_j \neq 0$ mit der Eigenschaft (4) gehört, gilt

$$N\left(r, \frac{1}{w_j - c_j}\right) = O(r^2),$$

also

$$T(r, w_j) \leq C'_j r^2 + C''_j \log T(r), \qquad j = 1, \ldots, n$$

und weiter

$$T(r) < C \cdot r^2, \qquad r \notin \varDelta.$$

Danach gilt für jede Lösung $w(z)$ $\lambda(w) \leq 2$. Die Koeffizienten $a_j(z)$ sind also Polynome. Zum Beweis der Vermutung ist $\lambda_1 = 1$ zu zeigen.

Zu einem Beweisansatz führt die Diskussion des Falles $n = 1$, also der Differentialgleichung $w' + a_0(z)w = 0$, wobei $a_0(z) = -(\alpha + 1) \cdot z^\alpha + \cdots$ angenommen werden darf. Zu jedem der $2\alpha + 2$ Halbstrahlen $H_j = \left\{z; \arg z = \frac{\pi}{2(\alpha+1)} + \frac{\pi}{\alpha+1}j\right\}, j = 0, 1, \ldots, 2\alpha + 1$, gibt es eine Streifenumgebung, begrenzt von je einer Parallelen zu H_j im Abstand $\varDelta$ $(\varDelta > 0$ unabhängig von $c)$, derart, daß alle c-Stellen einer Lösung $w(z) = e^{h(z)}$, $h'(z) = -a_0(z)$, in $|z| > r(c)$ diesem Streifen angehören. Ist H einer dieser Halbstrahlen und $B_H(r)$ die abgeschlossene Hülle des Durchschnittes zwischen dem Kreisring $r(c) \leq |z| < r$ und dem H zugeordneten Streifen der Breite $2\varDelta$, dann gilt für die Anzahl $n_H\left(r, \frac{1}{w-c}\right)$ der auf $B_H(r)$ gelegenen c-Stellen

$$p \cdot r^{1+\alpha} \leq n_H\left(r, \frac{1}{w-c}\right), \qquad p > 0.$$

Diese Beziehung gilt mit passendem $p > 0$ für den Wert $c_0 \neq 0$, der (4) genügt. Nun läßt sich $B_H(r)$ mit Kreisscheiben vom Radius R lückenlos so überdecken, daß die Anzahl der Überdeckungskreise für alle $r > r(c_0)$ höchstens gleich $q'r$ ist, q' eine passende Konstante. Mithin gilt nach (4)

$$n_H\left(r, \frac{1}{w-c_0}\right) \leq q \cdot r, \qquad q > 0.$$

Daraus folgt die Behauptung $\alpha = 0$. Für den allgemeinen Fall $L_n(w) = 0$ ist die Beobachtung wichtig, daß zum Schluß auf $\alpha = 0$ nur die Existenz eines Parallelstreifens, der hinreichend viele c_0-Stellen enthält, benützt wird. Bei $n \geq 2$ tritt an die Stelle von $1 + \alpha$ der Rang der Differentialgleichung $L_n(w) = 0$.

3. In (D) seien jetzt die Koeffizienten $a_j(z)$ Polynome vom Grad α_j. Die Differentialgleichung ist vom Range $\varrho = k + 1$, wenn k die kleinste nichtnegative ganze Zahl ist, für welche $\alpha_j \leqq (n-j)k$, $j = 0, 1, \ldots, n-1$, gilt. Der Rang ist genau dann gleich 1, wenn die Differentialgleichung konstante Koeffizienten hat. Zwischen $\lambda_1 = \sup \lambda(w)$ und ϱ besteht die Beziehung

$$\varrho - 1 < \lambda_1 \leqq \varrho. \tag{5}$$

Das Gleichheitszeichen steht genau dann, wenn für mindestens ein $j = \nu$

$$\alpha_\nu = (n - \nu)\, k$$

gilt. Schreibt man die Koeffizienten $a_{n-j}(z)$ unter Hervorhebung des Ranges in der Form

$$a_{n-j}(z) = B_{n-j}\, z^{jk} + \cdots,$$

dann kann man die letzte Aussage auch so formulieren: Es ist $\lambda_1 = \varrho$ genau dann, wenn die Gleichung

$$\varkappa^n + B_{n-1}\varkappa^{n-1} + \cdots + B_1 \varkappa + B_0 = 0 \tag{6}$$

mindestens eine von Null verschiedene Wurzel $\varkappa$ hat. Ist eine Wurzel $\varkappa \neq 0$ vorhanden, dann läßt sich mittels asymptotischer Entwicklungen eine Lösung $w_1(z)$ von $L_n(w) = 0$ der Ordnung $\lambda_1 = 1 + k$ konstruieren, für die ein Streifengebiet um H existiert, in dem

$$p \cdot r^{1+k} \leqq n_H\!\left(r, \frac{1}{w_1 - c_0}\right), \qquad p > 0 \quad \text{und} \quad r > r(c)$$

gilt.

Ist $\varkappa = 0$ die einzige Wurzel von (6), dann ist λ_1 eine rationale Zahl $\frac{\beta}{\alpha}$, $(\alpha, \beta) = 1$, die nach (5) $k < \frac{\beta}{\alpha} < k + 1$ genügt. Mit $z = t^\alpha$ geht $w(z)$ über in eine ganze Funktion $v(t)$ der Ordnung β, die Lösung einer linearen Differentialgleichung n-ter Ordnung vom Rang $\varrho' = \beta$ ist. Ihre asymptotische Integration führt zu einer Lösung $w_1(z)$, die in einem Streifengebiet

$$p \cdot r^{\beta/\alpha} \leqq n_H\!\left(r, \frac{1}{w_1 - c_0}\right)$$

genügt. Die Differentialgleichung $L_n(w) = 0$ mit Polynomkoeffizienten hat also eine Lösung $w_1(z)$, deren c_0-Stellen in einem Streifen um H der Abschätzung

$$p \cdot r^{k+\delta} \leqq n_H\!\left(r, \frac{1}{w_1 - c_0}\right), \qquad 0 < \delta \leqq 1, \qquad p > 0, \tag{7}$$

genügen. Da für die c_0-Stellen von $w_1(z)$ (4) gilt, erhält man wie in 2.

$$n_H\!\left(r, \frac{1}{w_1 - c_0}\right) \leqq q \cdot r, \qquad q > 0. \tag{7'}$$

Aus (7) und (7') folgt $k=0$, d.h. die Differentialgleichung $L_n(w) = 0$ hat konstante Koeffizienten. Umgekehrt gilt für Differentialgleichungen mit konstanten Koeffizienten nach den Resultaten von P. Turán (4).

4. Wir betrachten noch den Fall, daß Gl. (6) eine n-fache Wurzel $\varkappa \neq 0$ hat. Mit

$$w(z) = y(z) \exp\left(\varkappa\, \frac{z^{k+1}}{k+1}\right)$$

ergibt sich für $y(z)$ eine Differentialgleichung

$$L_n^*(y) = y^{(n)} + c_{n-1}(z)\, y^{(n-1)} + \cdots + c_1(z)\, y' + c_0(z)\, y = 0.$$

Die Berechnung der Polynome $c_j(z)$ zeigt, daß der Grad von $c_j(z)$ für $j = 0, 1, \ldots, n-1$ immer kleiner als $(n-j)k$ ist. Daher gilt $\lambda_1^* = \sup \lambda(y) < k+1$. Eine beliebige Lösung $w(z) \not\equiv 0$ von $L_n(w) = 0$ ist von der Form $w(z) = y(z) \exp\left(\varkappa\, \dfrac{z^{k+1}}{k+1}\right)$ mit $\lambda(y) \leq \lambda_1^* < k+1$, d.h. jede nicht-triviale Lösung von $L_n(w) = 0$ hat den Borelschen Ausnahmewert Null.

Wir nehmen nun umgekehrt an, daß jede Lösung $w(z) \not\equiv 0$ der Differentialgleichung $L_n(w) = 0$ mit Polynomkoeffizienten den Borel-schen Ausnahmewert Null hat. Dann folgt $\lambda_1 = \varrho = 1+k$ und damit die Existenz einer Wurzel $\varkappa_1 \neq 0$ von (6). Hat (6) noch eine weitere Wurzel $\varkappa_2 \neq \varkappa_1$, dann läßt sich eine Lösung $w^*(z)$ der Ordnung λ_1 konstruieren, die in einem Streifengebiet um einen Halbstrahl H unendlich viele Nullstellen hat. Für die Anzahl der Nullstellen auf $B_H(r)$ gilt

$$p \cdot r^{1+k} \leq n_H\left(r,\, \frac{1}{w^*}\right), \qquad p > 0.$$

Die Nullstellenordnung von $w^*(z)$ ist danach gleich $1+k$, was nicht möglich ist, da auch $w^*(z)$ nach Annahme den Borelschen Ausnahme-wert Null hat. Aus der Annahme folgt also, daß (6) die Form $(\varkappa - \varkappa_1)^n = 0$ hat.

Der Fall, daß jede Lösung $w(z) \not\equiv 0$ den Picardschen Ausnahmewert Null hat, liegt genau dann vor, wenn sich die Differentialgleichung $L_n^*(y) = 0$ auf $y^{(n)} = 0$ mit den n Polynomlösungen $1, z, \ldots, z^{n-1}$ reduziert *.

Literatur

Frei, M.: [1] Über die Lösungen linearer Differentialgleichungen mit ganzen Funktionen als Koeffizienten. Comment. Math. Helv. 35 (1961).

Turán, P.: [1] On the distribution of zeros of general exponential polynomials. Publ. Math. Debrecen 7, 130—136 (1960).

Wittich, H.: [1] Neuere Untersuchungen über eindeutige analytische Funktionen. Ergeb. d. Math., Neue Folge, H. 9. Berlin-Göttingen-Heidelberg: Springer 1955.

— [2] Über eine Borelsche Identität. Math. Z. 84 (1964).

— [3] Zur Theorie linearer Differentialgleichungen im Komplexen. Ann. Acad. Sci. Fenn., Ser. A I Math. 379 (1965).

---

* Hierzu vgl. man H. Wittich [2].

Verzeichnis der Veröffentlichungen von
Rolf Nevanlinna

bearbeitet von ILPPO SIMO LOUHIVAARA

Das vorliegende Verzeichnis umfaßt Veröffentlichungen von Rolf Nevanlinna aus den Jahren 1919—1966. Einige von seinen Schriften sind jedoch weggelassen worden: Hier fehlen die Artikel, die in Tageszeitungen oder in zeitungsartigen Zeitschriften erschienen sind, die Mitteilungen und Kurzfassungen von Arbeiten von Rolf Nevanlinna, die von ihm verfaßten Buchbesprechungen und Artikelreferate, sowie die von ihm redigierten Werke. Nur einige von Rolf Nevanlinna geschriebene Biographien sind mitgenommen.

Wegen der verwendeten Abkürzungen der Namen der mathematischen Schriftenreihen und Zeitschriften sei auf die Liste hingewiesen, die in Mathematical reviews 28, 1964, S. 1229—1245, publiziert ist. Von solchen Publikationsreihen, die in dieser Liste nicht vorkommen, werden der vollständige Reihentitel und der Verlagsort angegeben. Von Büchern, Monographien, Kongreßberichten und anderen Einzelwerken wird oft auch der Verlag erwähnt.

In eckigen Klammern erscheinen die deutschen Übersetzungen von den Titeln der Arbeiten, die nicht in deutscher, englischer oder französischer Sprache geschrieben sind, sowie auch zusätzliche Bemerkungen des Bearbeiters.

An dieser Stelle möchte der Bearbeiter seinem Freund und bibliographischen Ratgeber, Herrn phil.mag. Jussi Kurikka für die unermüdliche Hilfsbereitschaft, mit der er an der Herstellung dieses Verzeichnisses teilgenommen hat, herzlichst danken.*

1919

Über beschränkte Funktionen die in gegebenen Punkten vorgeschriebene Werte annehmen. Akademische Abhandlung. Helsingfors. 72 S. = Ann. Acad. Sci. Fenn. A. 13 : 1. 72 S.

---

* Dieses Verzeichnis ist auch erschienen in der Festschrift: *Studia logico-mathematica et philosophica in honorem Rolf Nevanlinna die natali eius septuagesimo 22. X. 1965.* Acta philosophica Fennica 18. Helsinki, 1965. S. 305—320.

1920

Über die schlichten Abbildungen des Einheitskreises. Översikt av Finska vetenskaps-societetens förhandlingar 62. A. 7 (1919—1920). Helsingfors. 14 S.

1921

Über die konforme Abbildung von Sterngebieten. Översikt av Finska vetenskaps-societetens förhandlingar 63. A. 6 (1920—1921). Helsingfors. 21 S.

1922

Asymptotische Entwicklungen beschränkter Funktionen und das Stieltjessche Momentenproblem. Ann. Acad. Sci. Fenn. A. 18: 5. 53 S.

Kriterien für die Randwerte beschränkter Funktionen. Math. Z. 13. S. 1—9.

Sur les relations qui existent entre l'ordre de croissance d'une fonction monogène et la densité de ses zéros. C. R. Acad. Sci. Paris 174. S. 1325—1327.

J. H. LINDSTRÖM & — —. *Untersuchung des Kohärerwiderstandes als abhängend von der Entfernung des Oszillators.* Soc. Sci. Fenn. Comment. Phys.-Math. 1: 25. 10 S.

F. NEVANLINNA & — —. *Über die Eigenschaften analytischer Funktionen in der Umgebung einer singulären Stelle oder Linie.* Acta Societatis scientarum Fennicæ 50: 5. Helsingfors. 46 S.

1923

Sur le théorème de M. Picard. C. R. Acad. Sci. Paris 177. S. 389—392.

Über die Anwendung des Poisson'schen Integrals zur Untersuchung der Singularitäten analytischer Funktionen. Matematikerkongressen i Helsingfors den 4—7 juli 1922. Den femte skandinaviska matematikerkongressen. Redogörelse utgiven av kongressens organisationskommitté. Akademiska bokhandeln, Helsingfors. S. 273—289. = Wissenschaftliche Vorträge gehalten auf dem fünften Kongress der skandinavischen Mathematiker in Helsingfors vom 4. bis 7. Juli 1922. Akademische Buchhandlung, Helsingfors. S. 273—289. = Conférences faites au cinquième congrès des mathématiciens scandinaves tenu à Helsingfors du 4 au 7 juillet 1922. Librairie académique, Helsingfors. S. 273—289.

1924

Sur les fonctions méromorphes. C. R. Acad. Sci. Paris 178. S. 367—370.

Sur les valeurs exceptionnelles des fonctions méromorphes. C. R. Acad. Sci. Paris 179. S. 24—27.

Über den Picard-Borelschen Satz in der Theorie der ganzen Funktionen. Ann. Acad. Sci. Fenn. A. 23: 5. 37 S.

Über eine Klasse meromorpher Funktionen. Math. Ann. 92. S. 145—154.

Untersuchungen über den Picard'schen Satz. Acta Societatis scientiarum Fennicæ 50: 6. Helsingfors. 42 S.

F. Nevanlinna & — —. *Über die Nullstellen der Riemannschen Zetafunktion.* Math. Z. 20. S. 253—263.

1925

Beweis des Picard-Landauschen Satzes. Nachrichten von der Gesellschaft der Wissenschaften zu Göttingen aus dem Jahre 1924. Mathematisch-physikalische Klasse. Berlin. S. 151—154.

Neuere Untersuchungen über den Picardschen Satz. Matematikerkongressen i København 31. august — 4. september 1925. Den sjette skandinaviske matematikerkongres. Beretning udgiven af kongressens organisationskomite. København. S. 77—95.

Quelques propriétés des fonctions méromorphes dans un angle donné. C. R. Acad. Sci. Paris 181. S. 352—354.

Über die Eigenschaften meromorpher Funktionen in einem Winkelraum. Acta Societatis scientiarum Fennicæ 50: 12. Helsingfors. 45 S.

Über eine Erweiterung des Poissonschen Integrals. Ann. Acad. Sci. Fenn. A. 24: 4. 15 S.

Un théorème d'unicité relatif aux fonctions uniformes dans le voisinage d'un point singulier essentiel. C. R. Acad. Sci. Paris 181. S. 92—94.

Zur Theorie der meromorphen Funktionen. Acta Math. 46. S. 1—99.

F. Nevanlinna & — —. *Über die Nullstellen der Riemannschen Zetafunktion.* Math. Z. 23. S. 159—160.

1926

Einige Eindeutigkeitssätze in der Theorie der meromorphen Funktionen. Acta Math. 48. Scripta mathematica a. d. XVII. Kal. Aprilis A. MCMXXVI in Actis mathematicis publicata illustrissimo doctissimo viro Gustavo Mittag-Leffler hoc die octogesimum aetatis complenti annum obtulerunt. S. 367—391.

1927

Matematiikka ja luonnontieteet. [*Mathematik und Naturwissenschaften.*] Valvoja-aika 5. Helsinki. S. 71—81.

Matematik och naturvetenskap. [*Mathematik und Naturwissenschaften.*] Finsk tidskrift 102. Helsingfors. S. 105—118.

Sur les valeurs exceptionnelles des fonctions méromorphes dans un cercle. Bull. Soc. Math. France 55. S. 92—101.

1928

Compléments aux théorèmes d'unicité dans la théorie des fonctions méromorphes. C. R. Acad. Sci. Paris 186. S. 289—291.

Geometrian opetuksesta oppikoulussa. [*Über den Unterricht der Geometrie in der Schule.*] Yksityiskoulu/Privatskolan 10. Helsinki. S. 1—17.

1929

Le théorème de Picard-Borel et la théorie des fonctions méromorphes. Collection de monographies sur la théorie des fonctions. Gauthier-Villars et Cie, éditeurs, Paris. 7+174 S.

Remarques sur le lemme de Schwarz. C. R. Acad. Sci. Paris 188. S. 1027—1029.

Sur un problème d'interpolation. C. R. Acad. Sci. Paris 188. S. 1224—1226.

Über beschränkte analytische Funktionen. Commentationes in honorem Ernesti Leonardi Lindelöf die VII mensis Martii A. MCMXXX sexageranii a discipulis editae. Ann. Acad. Sci. Fenn. A. 32: 7. 75 S.

1930

Sur les théorèmes d'unicité dans la théorie des fonctions uniformes. Atti del congresso internazionale dei matematici. Bologna 3—10 settembre 1928 (VI). 3. Comunicazioni. Nicola Zanichelli editore, Bologna. S. 223—228.

Sur une classe de fonctions transcendantes. C. R. Acad. Sci. Paris 191. S. 914—916.

Über die Herstellung transzendenter Funktionen als Grenzwerte rationaler Funktionen. Acta Math. 55. S. 259—276.

Ueber die Randwerte von analytischen Funktionen. Comment. Math. Helv. 2. S. 236—252.

Über gewisse neuere Ergebnisse in der Theorie der Wertverteilung. Den syvende skandinaviske matematikerkongress i Oslo 19—22 august 1929. Comptes rendus du septième congrès des mathématiciens scandinaves tenu à Oslo 19—22 août 1929. A. W. Brøggers boktryckeri a/s, Oslo. S. 68—80.

1931

Eksaktisen tutkimuksen luonteesta. [*Über die Natur der exakten Forschung.*] Societas scientiarum Fennica. Årsbok—Vuosikirja 8. B. 6 [9. B. 6] (1930—1931). Helsingfors. 19 S.

Remarques sur les fonctions monotones. Bull. Sci. Math. (2) 55. S. 140—144.

Über die Werteverteilung der eindeutigen analytischen Funktionen. Vier Vorlesungen, gehalten am Mathematischen Seminar der Universität Hamburg. Abhandlungen aus dem Mathematischen Seminar der Hamburgschen Universität 8. Leipzig. S. 351—400.

1932

Über Riemannsche Flächen mit endlich vielen Windungspunkten. Acta Math. 58. S. 295—373.

1933

Ein Satz über die konforme Abbildung Riemannscher Flächen. Comment. Math. Helv. 5. S. 95—107.

Matematiikan opetuksen päämääristä. [*Über die Ziele des Mathematikunterrichts.*] Matematiikan ja fysiikan opettajain päivät 1932. Kustannusosakeyhtiö Otava, Helsinki. S. 12—27.

Ueber das Wesen der exakten Forschung. Sitzungsberichte der Gesellschaft zur Beförderung der gesamten Naturwissenschaften zu Marburg 67 (1932). Berlin. S. 119—149.

Über die Riemannsche Fläche einer analytischen Funktion. Verhandlungen des internationalen Mathematiker-Kongresses Zürich 1932. 1. Bericht und allgemeine Vorträge. Orell Füssli Verlag, Zürich/Leipzig. S. 221—239.

Über eine Minimumaufgabe in der Theorie der konformen Abbildung. Nachrichten von der Gesellschaft der Wissenschaften zu Göttingen aus dem Jahre 1933. Mathematisch-physikalische Klasse. Berlin. S. 103—115.

1934

Jarl Waldemar Lindeberg (Muistopuhe 9.12.1933). [*Jarl Waldemar Lindeberg (Gedächtnisrede 9.12.1933).*] Suomalainen tiedeakatemia. Esitelmät ja pöytäkirjat 1933. Helsinki. S. 115—123.

Sur la mesure harmonique des ensembles de points. C. R. Acad. Sci. Paris 199. S. 512—514.

Sur un principe général de l'Analyse. C. R. Acad. Sci. Paris 199. S. 548—550.

1935

Das harmonische Mass von Punktmengen und seine Anwendung in der Funktionentheorie. Åttonde skandinaviska matematikerkongressen i Stockholm 14—18 augusti 1934. Comptes rendus du huitième congrès

des mathématiciens scandinaves tenu à Stockholm 14—18 août 1934.
Håkan Ohlssons boktryckeri, Lund. S. 116—133.

Jarl Waldemar Lindeberg (Nachruf 9.12.1933). Sitzungsberichte der
Finnischen Akademie der Wissenschaften 1933. Helsinki. S. 134—143.

*Konjunkturförändringarnas inverkan på livförsäkringsbolagens ränte-
plan. [Einwirkung der Konjunkturwechsel auf den Zinsplan der Lebens-
versicherungsgesellschaften.]* Den nionde nordiska livförsäkringskon-
gressen i Stockholm 1935. 1. Avhandlingar. Stockholm. S. 313—318.

— — & E. PALE. *Salaman vakuutettujen kuolleisuus vuosina 1920
—1930. [Sterblichkeit der Versicherten in »Salama« während der Jahre
1920—1930.]* Keskinäinen henkivakuutusyhtiö Salama, Helsinki. 103 S.

1936

Eindeutige analytische Funktionen. Die Grundlehren der mathematischen Wissenschaften in Einzeldarstellungen mit besonderer Berücksichtigung der Anwendungsgebiete 46. Verlag von Julius Springer,
Berlin. 8+353 S.

Språkfrågan i Finland. [Die Sprachfrage in Finnland.] Under dus-
ken 22. Trondheim. S. 1—2, 24—25, 40—41.

Über die Kapazität der Cantorschen Punktmengen. Monatshefte für
Mathematik und Physik 43. Wirtinger-Festband. W. Wirtinger widmen Freunde, Schüler und Kollegen die Arbeiten dieses Bandes zum
70. Geburtstag. Leipzig/Wien. S. 435—447.

1938

*Fysikaalisesta ajan käsitteestä. [Über den physikalischen Begriff der
Zeit.]* Ajatus. Filosofisen yhdistyksen vuosikirja 9. Porvoo/Helsinki.
S. 161—187.

1939

Bemerkungen zum alternierenden Verfahren. Monatshefte für Mathematik und Physik 48. Furtwängler-Festband. Ph. Furtwängler widmen
Freunde, Schüler und Kollegen die Arbeiten dieses Bandes zum 70. Geburtstag. Leipzig/Wien. S. 500—508.

Die Mathematik und das wissenschaftliche Denken. Yhdeksäs skandi-
naavinen matemaatikkokongressi Helsingissä 23—26 p. elokuuta 1938.
Nionde skandinaviska matematikerkongressen i Helsingfors 23—26
augusti 1938. Neuvième congrès des mathématiciens scandinaves à
Helsingfors du 23 au 26 août 1938. Helsinki/Helsingfors. S. 1—14.

*Huomautuksia geometrian järjestelmistä. [Bemerkungen über die Sy-
steme der Geometrie.]* Matemaattisten aineiden aikakauskirja 1939.
Helsinki. S. 157—187.

О распределении значений однозначных аналитических функций. Четыре лекции, читанные в Математическом семинаре Гамбургского университета. [*Über die Werteverteilung der eindeutigen analytischen Funktionen. Vier Vorlesungen, gehalten am Mathematischen Seminar der Universität Hamburg.*] Перевод с немецкого А. И. Маркушевича. [Aus dem Deutschen übersetzt von A. I. MARKUŠEVIČ.] Успехи математических наук 6. Москва/Ленинград. S. 183—221.

Über das alternierende Verfahren von Schwarz. J. Reine Angew. Math. 180. S. 121—128.

1940

Ein Satz über offene Riemannsche Flächen. Ann. Acad. Sci. Fenn. A. 54: 3. 18 S.

Über die Lösbarkeit des Dirichletschen Problems für eine Riemannsche Fläche. Nachrichten von der Gesellschaft der Wissenschaften zu Göttingen. Mathematisch-physikalische Klasse. Neue Folge. Fachgruppe I. Nachrichten aus der Mathematik 1 (1934—40). Göttingen. S. 181—193.

1941

Avaruus-aikamaailman käsitteellisestä konstruoimisesta. [*Über die begriffliche Konstruktion der Raum-Zeit-Mannigfaltigkeit.*] Ajatus. Filosofisen yhdistyksen vuosikirja 10. Juhlajulkaisu professori Eino Kailan 50-vuotispäiväksi 9. VIII. 1940. [Festschrift zum 50. Geburtstag von Professor Eino Kaila am 9. August 1940.] Porvoo/Helsinki. S. 143—153.

Kokeista ja ajatuskokeista. [*Über Experimente und Gedankenexperimente.*] Suomalainen tiedeakatemia. Esitelmät ja pöytäkirjat 1940. Helsinki. S. 24—35.

Однозначные аналитические функции. [*Eindeutige analytische Funktionen.*] Перевод с немецкого Л. И. Волковыского. [Aus dem Deutschen übersetzt von L. I. VOLKOVYSKIĬ.] Государственное издательство технико-теоретической литературы, Москва/Ленинград. 388 S.

Quadratisch integrierbare Differentiale auf einer Riemannschen Mannigfaltigkeit. Ann. Acad. Sci. Fenn. A. I. Math.-Phys. 1. 34 S.

1943

Berechnung der Normalflugbahn eines Geschosses. Ann. Acad. Sci. Fenn. A. I. Math.-Phys. 15. 8 S.

Minerva im Panzer. Nordlicht. Finnischer Zeitspiegel 3: 1. Helsinki. S. 6—8.

Ueber die Konstruktion von analytischen Funktionen auf einer Riemannschen Fläche. Convegno di scienze fisiche matematiche e naturali. (1939). Matematica contemporanea e sue applicazioni. Reale Accademia d'Italia. Fondazione Alessandro Volta. Istituita dalla Società Edison di Milano. Atti dei convegni 9. Reale Accademia d'Italia, Roma. S. 307—324.

1944

Eindeutige analytische Funktionen. [Unveränderter Nachdruck.] J. W. Edwards, Ann Arbor (Mich.). 8+353 S.

Über Experimente und Gedankenexperimente. Sitzungsberichte der Finnischen Akademie der Wissenschaften 1940. Helsinki. S. 26—40.

1945

— — & V. PAATERO. *Funktioteorian jatkokurssi.* [*Fortsetzungskurs der Funktionentheorie.*] [Hektographierte Vorlesungsausarbeitung.] Helsingin yliopisto, Helsinki. 216 S.

1946

Luentoja suhteellisuusteoriasta. [*Vorlesungen über Relativitätstheorie.*] [Hektographierte Vorlesungsausarbeitung.] Helsingin yliopisto, Helsinki. 94 S.

Ylioppilaan tehtävistä. [*Über die Aufgaben des Studenten.*] Kulttuurin saavutuksia suomalaisten tiedemiesten ja taiteilijain esittämänä. Werner Söderström osakeyhtiö, Porvoo. S. 15—21.

1947

Eindeutigkeitsfragen in der Theorie der konformen Abbildung. Den 10. skandinaviske matematikerkongres i København 26.—30. august 1946. Comptes rendus du dixième congrès des mathématiciens scandinaves tenu à Copenhague 26.—30. août 1946. Jul. Gjellerups forlag, København. S. 225—240.

Ernst Leonard Lindelöf (Minnestal 19.3.1947). [*Ernst Leonard Lindelöf (Gedächtnisrede 19.3.1947).*] Societas scientiarum Fennica. Årsbok—Vuosikirja 25. C. 4 (1946—1947). Helsingfors/Helsinki. 11 S.

1948

Tieteellinen tutkimustyö. [*Die wissenschaftliche Forschungsarbeit.*] Kulttuurin saavutuksia suomalaisten tiedemiesten ja taiteilijain esittämänä 2. Werner Söderström osakeyhtiö, Porvoo. S. 3—9.

Über das Anwachsen des Dirichletintegrals einer analytischen Funktion auf einer offenen Riemannschen Fläche. Ann. Acad. Sci. Fenn. A. I. Math.-Phys. 45. 9 S.

1949

Neliulotteisesta avaruudesta. [*Über den vierdimensionalen Raum.*] Arkhimedes 1949: 1. S. 3—15.

Sur l'existence de certaines classes de différentielles analytiques. C. R.
Acad. Sci. Paris 228. S. 2002—2004.

*Tieteellinen ajattelu ja arkiajattelu. [Das wissenschaftliche Denken und
das Alltagsdenken.]* Valvoja 69. Helsinki. S. 257—265.

*Über die Neumannsche Methode zur Konstruktion von Abelschen Inte-
gralen.* Comment. Math. Helv. 22. S. 302—316.

Ueber die Randelemente einer Riemannschen Fläche. Ann. Mat. Pura
Appl. (4) 29. S. 71—73.

Über Mittelwerte von Potentialfunktionen. Ann. Acad. Sci. Fenn. A.
I. Math.-Phys. 57. 12 S.

1950

Ernst Lindelöf 1870—1946. [Finnisch.] Arkhimedes 1950: 2. S. 1—6.

Leitende Gesichtspunkte in der Entwicklung der Mathematik. Vier-
teljschr. Naturforsch. Ges. Zürich 95. S. 1—22.

*Lukuvuoden avajaisissa lokakuun 12 p:nä 1942. [Bei der Eröffnung
des Studienjahres am 12. Oktober 1942.] Yliopiston avajaisissa lokakuun
1 p:nä 1943. [Bei der Eröffnung der Universität am 1. Oktober 1943.]
Yliopiston avajaisissa marraskuun 1 p:nä 1944. [Bei der Eröffnung der
Universität am 1. November 1944.]* Rehtorin puheet lukuvuoden avajaisissa
1938—1940 ja 1942—1949. [Rektorreden bei den Eröffnungen der
Studienjahre 1938—1940 und 1942—1949.] Helsingin yliopisto, Helsinki.
S. 45—58, 59—70, 71—83.

*Matematiikan kehityksen johtavia periaatteita. [Leitende Prinzipien
der Entwicklung der Mathematik.]* Arkhimedes 1950: 1. S. 13—27.

*Tieteellinen ajattelu ja arkiajattelu. [Das wissenschaftliche Denken und
das Alltagsdenken.]* Kertomus Suomen Akatemian toiminnasta vuonna
1949. Helsinki. S. 23—31.

*Über die Anwendung einer Klasse von Integralgleichungen für Existenz-
beweise in der Potentialtheorie.* Acta Sci. Math. (Szeged) 12. Leopoldo
Fejér et Frederico Riesz LXX annos natis dedicatus. A. S. 146—160.

*Über die Existenz von beschränkten Potentialfunktionen auf Flächen
von unendlichem Geschlecht.* Math. Z. 52. S. 599—604.

1951

Beitrag zur Theorie der Abelschen Integrale. Ann. Acad. Sci. Fenn.
A. I. Math.-Phys. 100. 11 S.

*Bemerkungen zur Lösbarkeit der ersten Randwertaufgabe der Potential-
theorie auf allgemeinen Flächen.* Math. Z. 53. S. 106—109.

Beschränktartige Potentiale. Math. Nachr. 4. Erhard Schmidt zum
75. Geburtstag gewidmet. S. 489—501.

Framställningens problem i matematiken. [*Darstellungsproblem in der Mathematik.*] Matemaattisten aineiden aikakauskirja 15. Helsinki. S. 73—83. = Matematisk tidsskrift A. 1951. København. S. 79—89.

Tieteellisten maailmanselitysten luonteesta. [*Über die Natur der wissenschaftlichen Weltanschauungen.*] Valvoja 71. Helsinki. S. 197—206.

Über den Gauss-Bonnetschen Satz. Festschrift zur Feier des zweihundertjährigen Bestehens der Akademie der Wissenschaften in Göttingen. I. Mathematisch-physikalische Klasse. Springer-Verlag, Berlin/Göttingen/Heidelberg. S. 175—178.

Viivallinen algebra. [*Lineare Algebra.*] Tiedekirjasto 21. Kustannusosakeyhtiö Otava, Helsinki. 218 S.

1952

Beweis des Satzes über die Vertauschbarkeit der Differentiationen. Math. Z. 56. S. 120—121.

Erweiterung der Theorie des Hilbertschen Raumes. Medd. Lunds Univ. Mat. Sem. Supplementband tillägnat Marcel Riesz. Tome supplémentaire dédié à Marcel Riesz. S. 160—168.

Surfaces de Riemann ouvertes. Proceedings of the international congress of mathematicians. Cambridge, Massachusetts, U.S.A. August 30—September 6, 1950. 2. American mathematical society, Providence (R.I.). S. 247—252.

Über die Polygondarstellung einer Riemannschen Fläche. Commentationes in honorem Pekka Juhana Myrberg die natali eius sexagesimo ediderunt amici et discipuli. Ann. Acad. Sci. Fenn. A. I. Math.-Phys. 122. 9 S.

Über metrische lineare Räume. I. Allgemeine Bemerkungen zur Metrisierbarkeit. Ann. Acad. Sci. Fenn. A. I. Math.-Phys. 108. 8 S.

Über metrische lineare Räume. II. Bilinearformen und Stetigkeit. Ann. Acad. Sci. Fenn. A. I. Math.-Phys. 113. 9 S.

Über metrische lineare Räume. III. Theorie der Orthogonalsysteme. Ann. Acad. Sci. Fenn. A. I. Math.-Phys. 115. 27 S.

1953

Bemerkung zur Funktionalanalysis. Math. Scand. 1. S. 104—112.

Den fyrdimensionella rymden. [*Der vierdimensionale Raum.*] Nordisk Mat. Tidskr. 1. S. 98—114.

Eindeutige analytische Funktionen. Zweite verbesserte Auflage. Die Grundlehren der mathematischen Wissenschaften in Einzeldarstellungen mit besonderer Berücksichtigung der Anwendungsgebiete 46. Springer-Verlag, Berlin/Göttingen/Heidelberg. 10+379 S.

Uniformisierung. Die Grundlehren der mathematischen Wissenschaften in Einzeldarstellungen mit besonderer Berücksichtigung der

Anwendungsgebiete 64. Springer-Verlag, Berlin/Göttingen/Heidelberg. 10+391 S.

1954

Avaruuden käsityksistä. [*Über Raumanschauungen.*] Valvoja 74. Helsinki. S. 210—228.

Bemerkung zur absoluten Analysis. Ann. Acad. Sci. Fenn. A. I. Math.-Phys. 169. 7 S.

Die konformen Selbstabbildungen des euklidischen Raumes. İstanbul Üniv. Fen Fak. Mec. A. 19. S. 133—139.

Differentiaaliyhtälön ratkaisun yksikäsitteisyydestä. [*Über die Eindeutigkeit der Lösung von einer Differentialgleichung.*] Arkhimedes 1954: 2. S. 10—15.

Tutkimus ja tutkija. [*Die Forschung und der Forscher.*] Valvoja 74. Helsinki. S. 5—10.

Über metrische lineare Räume. IV. Zur Theorie der Unterräume. Ann. Acad. Sci. Fenn. A. I. Math.-Phys. 163. 16 S.

1955

Albert Einstein. [Finnisch.] Valvoja 75. Helsinki. S. 129—148.

Countability of a Riemann surface. Lectures on functions of a complex variable. The University of Michigan Press, Ann Arbor (Mich.). S. 61—64.

Gauss ja epäeuklidinen geometria. [*Gauß und die nichteuklidische Geometrie.*] Arkhimedes 1955: 2. S. 1—14.

Om rymdbegreppets utveckling. [*Über die Entwicklung des Raumbegriffes.*] Nordisk sommeruniversitet 1954. Virkelighed og beskrivelse. Moderne videnskab. Orientering og debat 4. Munksgaard, København. S. 101—118.

Polygonal representation of Riemann surfaces. Lectures on functions of a complex variable. The University of Michigan Press, Ann Arbor (Mich.). S. 65—70.

Über die Umkehrung differenzierbarer Abbildungen. Ann. Acad. Sci. Fenn. A. I. Math.-Phys. 185. 12 S.

Униформизация. [*Uniformisierung.*] Перевод с немецкого Л. И. Волковыского. [Aus dem Deutschen übersetzt von L. I. VOLKOVYSKIĬ.] Издательство иностранной литературы, Москва. 435 S.

1956

A remark on differentiable mappings. Michigan Math. J. 3. S. 53—57.

Erhard Schmidt zu seinem 80. Geburtstag. Forschungen und Fortschritte 30. Berlin. S. 60—62. = Math. Nachr. 15. S. 3—6.

Gauss och den icke-euklidiska geometrin. [*Gauß und die nichteuklidi-sche Geometrie.*] Nordisk Mat. Tidskr. 4. S. 195—209.

Sur la déformation dans la théorie de la représentation conforme. J. Math. Pures Appl. (9) 35. Volume offert en hommage à M. Arnaud Denjoy. S. 109—114.

Über den Satz von Stokes. Ann. Acad. Sci. Fenn. A. I. Math.-Phys. 219. 24 S.

Über metrische lineare Räume. V. Relationen zwischen verschiedenen Metriken. Ann. Acad. Sci. Fenn. A. I. Math.-Phys. 222. 6 S.

WERNER GRAEUB & — —. *Zur Grundlegung der affinen Differential-geometrie.* Ann. Acad. Sci. Fenn. A. I. Math.-Phys. 224. 23 S.

1957

Funktionaaliyhtälöstä $f(x+y)=f(x)f(y)$. [*Über die Funktional-gleichung* $f(x+y)=f(x)f(y)$.] Arkhimedes 1957: 1. S. 1—16.

Zur Theorie der Normalsysteme von gewöhnlichen Differentialgleichun-gen. Rev. Math. Pures Appl. 2. Hommage à S. Stoïlow pour son 70e anniversaire. S. 423—428.

F. NEVANLINNA & — —. *Über die Integration eines Tensorfeldes.* Acta Math. 98. S. 151—170.

1958

Application d'un principe de E. Goursat dans la théorie des équations aux dérivées partielles du premier ordre. C. R. Acad. Sci. Paris 247. S. 2087—2090.

Cauchyn murtoviivamenettelystä. [*Über das Polygonzugverfahren von Cauchy.*] Arkhimedes 1958: 2. S. 1—11.

Suomalaisen tutkimuksen tehtävistä. Wihurin kansainvälisten pal-kintojen rahaston palkintojenjakotilaisuudessa lokakuun 9 päivänä 1958 pidetty juhlaesitelmä. [*Über die Aufgaben der finnischen Forschung. Fest-vortrag, gehalten bei der Verteilung der Preise des Wihuri-Fonds der inter-nationalen Preise am 9. Oktober 1958.*] Sandudd. 8 S.

Sur les équations aux dérivées partielles du premier ordre. C. R. Acad. Sci. Paris 247. S. 1953—1954.

Tutkimus ja yhteiskunta. [*Forschung und Gesellschaft.*] Suomalainen Suomi. Suomalaisuuden liiton kulttuuripoliittinen aikakauskirja 26. Helsinki. S. 247—251.

Über fastkonforme Abbildungen. Proceedings of the international colloquium on the theory of functions. Helsinki 1957. Ann. Acad. Sci. Fenn. A. I. Math. 251/7. 10 S.

Über Tensorrechnung. Rend. Circ. Mat. Palermo (2) 7. S. 285—302.

1959

Avaruuden käsityksen muodostumisesta. [*Über die Entstehung der Raumvorstellung.*] Teekkari. Tekniikan ylioppilaiden osakuntalehti 30: 2. Helsinki. S. 4—8.

Onko maamme kilpailukykyinen? [*Ist unser Land konkurrenzfähig?*] Akateeminen 4: 3. Helsinki. S. 10—11.

Tutkimus ja opetus korkeakouluissamme. [*Forschung und Unterricht in unseren Hochschulen.*] Valvoja 79. Helsinki. S. 53—61.

Wissen und Erkenntnis in der exakten Forschung. Glaube und Unglaube in unserer Zeit. Atlantis-Verlag, Zürich. S. 49—60.

Yrjö Kilpinen in memoriam. [Finnisch.] Suomen musiikin vuosikirja 1958—59. Kustannusosakeyhtiö Otava, Helsinki. S. 10—11.

F. NEVANLINNA & — — . *Absolute Analysis.* Die Grundlehren der mathematischen Wissenschaften in Einzeldarstellungen mit besonderer Berücksichtigung der Anwendungsgebiete 102. Springer-Verlag, Berlin/ Göttingen/Heidelberg. 8+259 S.

— — & HANS WITTICH. *Egon Ullrich in memoriam.* (ROLF NE-VANLINNA, *Das Leben und die Persönlichkeit.* HANS WITTICH, *Das wissenschaftliche Werk.*) Jber. Deutsch. Math.-Verein. 61. S. 57—65 (57—61, 61—65).

1960

Luentoja Lie'n ryhmistä Turun yliopistossa kevätlukukaudella 1960. [*Vorlesungen über Liesche Gruppen an der Universität Turku im Frühjahrsemester 1960.*] [Hektographierte Vorlesungsausarbeitung.] Turku. 41 S.

Luentoja Riemannin geometriasta Turun yliopistossa 8.IX—14.X 1959. [*Vorlesungen über die Riemannsche Geometrie an der Universität Turku 8.9.—14.10.1959.*] [Hektographierte Vorlesungsausarbeitung.] Turku. 79 S.

On differentiable mappings. Analytic functions. Princeton mathematical series 24. Princeton University Press, Princeton (N.J.). S. 3—9.

Über die geistige Situation der Gegenwart. [Hektographiert.] Association news / Leiterkreis-Mitteilungen 11. The directors' association of laymen's colleges in Europe / Leiterkreis der evangelischen Akademien und Laieninstitute in Europa, Bad Boll bei Göppingen. 12 S.

Über die Methode der sukzessiven Approximationen. Ann. Acad. Sci. Fenn. A. I. Math. 291. 10 S.

Yrjö Kilpinen in memoriam. [Finnisch.] Kertomus Suomen Akatemian toiminnasta vuonna 1959. Helsinki. S. 7—8.

1961

Tämän hetken henkisestä tilanteesta. [*Über die geistige Situation der Gegenwart.*] Valvoja 81. Helsinki. S. 1—9.

1962

De elektromagnetiska fenomenens ställning i den exakta forskningens världsbild. [*Die Stellung der elektromagnetischen Erscheinungen im Weltbild der exakten Forschung.*] Kraft och ljus 35. Helsingfors. S. 247—250. = Tekniskt forum. Tekniska föreningens i Finland förhandlingar 83. Helsingfors. S. 382—384.

Kompleksilukujen järjestelmistä. [*Über Systeme komplexer Zahlen.*] Arkhimedes 1962: 2. S. 16—21.

Matematiikan asema koulussa ja yhteiskunnassa. [*Die Stellung der Mathematik in der Schule und in der Gesellschaft.*] Näköaloja. Juhlakirja Norssin täyttäessä 75 vuotta. Vanhojen norssien hallitus, Helsinki. S. 40—43.

Remarks on complex and hypercomplex systems. Soc. Sci. Fenn. Comment. Phys.-Math. 26: 3 B. 6 S.

Sähkömagneettisten ilmiöiden asema eksaktin tutkimuksen maailman-kuvassa. [*Die Stellung der elektromagnetischen Erscheinungen im Welt-bild der exakten Forschung.*] Voima ja valo 35. Helsinki. S. 247—250.

1963

Eksaktin luonnontutkimuksen yhtenäistymisestä. [*Über die Einheit der exakten Naturforschung.*] Kertomus Suomen Akatemian toiminnasta vuonna 1962. Helsinki. S. 31—36.

Suhteellisuusteorian periaatteet. [*Prinzipien der Relativitätstheorie.*] Universitas 2. Werner Söderström osakeyhtiö, Porvoo. 4+256 S.

— — & V. PAATERO. *Funktioteoria.* [*Funktionentheorie.*] Kustan-nusosakeyhtiö Otava, Helsinki. 380 S.

1964

Enligt vilka riktlinjer bör matematikundervisningen reformeras. [*Nach welchen Richtlinien soll der Mathematikunterricht erneut werden.*] Mate-maattisten aineiden aikakauskirja 28. Helsinki. S. 30—50.

Raum, Zeit und Relativität. Vorlesungen, gehalten an den Universitäten Helsinki und Zürich. Wissenschaft und Kultur 19. Birkhäuser Verlag, Basel/Stuttgart. 229 S.

Suhteellisuusteorian periaatteet. [*Prinzipien der Relativitätstheorie.*] [Zweite Auflage.] Universitas 2. Werner Söderström osakeyhtiö, Porvoo. 4+256 S.

Tutkimus ja korkein opetus. [*Die Forschung und der höhere Unter-richt.*] Valvoja 84. Helsinki. S. 305—314.

Prinzipien der Variationsrechnung mit Anwendungen auf die Physik. Ausarbeitung einer Gastvorlesung an der Technischen Hochschule in

Karlsruhe im Sommersemester 1964. [Hektographierte Vorlesungsausarbeitung.] Mathematisches Institut der Technischen Hochschule Karlsruhe, Karlsruhe. 42 S.

*Zur Frage der mathematischen Behandlung von Erlebnismannigfaltig-
keiten.* Ajatus. Suomen filosofisen yhdistyksen vuosikirja 26. Juhlajulkaisu professori Yrjö Reenpään 70-vuotispäiväksi 18. VII 1964.
Essays dedicated to Professor Yrjö Reenpää on the occasion of his
seventieth birthday 18 July 1964. Helsinki. S. 147—156.

1965

Laajeneva todellisuus. [*Expansion der realen Welt.*] Kollega. Turun
lääketieteenkandidaattiseura ry:n julkaisu 4:4. Turku. S. 17—19.

— — & V. PAATERO. *Einführung in die Funktionentheorie.* Lehrbücher
und Monographien aus dem Gebiete der exakten Wissenschaften.
Mathematische Reihe 30. Birkhäuser Verlag, Basel/Stuttgart. 388 S.

1966*

*Entwicklung der Theorie der eindeutigen analytischen Funktionen einer
komplexen Veränderlichen seit Weierstraß.* Festschrift zur Gedächtnisfeier für Karl Weierstraß 1815—1965. Wissenschaftliche Abhandlungen
der Arbeitsgemeinschaft für Forschung des Landes Nordrhein-Westfalen 33. Westdeutscher Verlag, Köln/Opladen. S. 97—122.

Methods in the theory of integral and meromorphic functions. J. London
Math. Soc. 41. S. 11—28.

Reform des mathematischen Unterrichts in der Schule. Math.-Phys.
Semesterber. (Neue Folge) 13. S. 13—31.

Reform in teaching mathematics. Amer. Math. Monthly 73. S. 451—
464.

Rum, tid och relativitet. [*Raum, Zeit und Relativität.*] Almqvist &
Wiksell, Stockholm. 177 S.

Tieteellisistä malleista eli modelleista. [*Über Modelle in der Wissenschaft.*] Kertomus Suomen Akatemian toiminnasta vuonna 1965.
Helsinki. S. 10—16.

*Über die Konstruktion von meromorphen Funktionen mit gegebenen
Wertzuordnungen.* Festschrift zur Gedächtnisfeier für Karl Weierstraß
1815—1965. Wissenschaftliche Abhandlungen der Arbeitsgemeinschaft
für Forschung des Landes Nordrhein-Westfalen 33. Westdeutscher
Verlag, Köln/Opladen. S. 579—582.

---

* bis zum 31. Juli.

Druck der Universitätsdruckerei H. Stürtz AG., Würzburg